中医经典新校：难经

东周·秦越人　著

范登脉　校注

中国纺织出版社有限公司

图书在版编目（CIP）数据

中医经典新校．难经 /（东周）秦越人著；范登脉
校注．— 北京：中国纺织出版社有限公司，2021.12
ISBN 978-7-5180-1010-3

Ⅰ．①中… Ⅱ．①秦…②范… Ⅲ．①《难经》–注
释 Ⅳ．①R2-5

中国版本图书馆 CIP 数据核字（2021）第 230503 号

策划编辑：樊雅莉　　责任校对：寇晨晨　　责任印制：王艳丽

中国纺织出版社有限公司出版发行
地址：北京市朝阳区百子湾东里A407号楼　邮政编码：100124
销售电话：010—67004422　传真：010—87155801
http://www.c-textilep.com
中国纺织出版社天猫旗舰店
官方微博 http://weibo.com/2119887771
天津千鹤文化传播有限公司印刷　各地新华书店经销
2021年12月第1版第1次印刷
开本：710×1000　1/16　印张：9.5
字数：103千字　定价：49.80元

凡购本书，如有缺页、倒页、脱页，由本社图书营销中心调换

点校凡例

底本 日本庆安五年（1652）武村市兵卫刊刻的《王翰林集注黄帝八十一难经》，是流传至今的《难经》较早刊本，学界称之为善。本次整理即以此本为底本。简称"庆安本"。

校本 本书的校本主要有以下数种。

《元版晞范句解难经》：日本静嘉堂文库所藏，简称"《句解》"。

《难经本义》：《中华再造善本丛书·明代编·子部》，影印明·薛己刻万历十八年（1590）南京太医院重修蓝印本，简称"《本义》"。

《难经》：中医古籍出版社1991年出版，《中国科学院图书馆馆藏善本医书》影印明初（1644）刻《医要集览》之《难经》白文本，简称"《集览》"。

《难经集注》：1982年人民卫生出版社缩影日本文久三年（1863）刊《佚存丛书》本，简称"《佚存》"。

《难经集注》：日本《黄帝内经》医学会1997年影印（2002年初版第四刷）日本文化元年（1804）濯缨堂刊本，简称"濯缨堂本"。

《难经集注》：清代钱熙祚辑刻《守山阁丛书》本，民国十一年（1922）上海博古斋据钱氏本影印本。简称"守山阁本"。

《锲王氏秘传图注八十一难经评林捷径统宗》：哈佛大学汉和图书馆藏万历己亥（1599）书林安正堂本。简称"《评林》"。

《古本难经阐注》：清代云间丁适庐阐注。2002年上海古籍出版社《续修四库全书》影印体仁堂藏板。简称"《阐注》"。

《黄帝内经太素》：《东洋医学善本丛书》影印日本仁和寺古钞本，简称"《太素》"。

《重广补注黄帝内经素问》：明代顾从德翻刻宋本，日本经络学会平成四年十一月十四日影印本，简称"《素问》"。

《新刊黄帝内经灵枢》：明代无名氏刊本，日本经络学会平成四年十一月十四日影印本，简称"《灵枢》"。

《针灸甲乙经》：人民卫生出版社1956年影印《古今医统正脉全书》本，简称"《甲乙经》"。

《脉经》：《东洋善本医学丛书》影印静嘉堂文库所藏仿宋何大任本。

《诸病源候论》：《东洋善本医学丛书》影印宋版。

《备急千金要方》：人民卫生出版社1982年影印日本嘉永二年（1849）江户医学馆影摹北宋本，简称"《千金方》"。

《外台秘要方》：《东洋善本医学丛书》影印静嘉堂文库所藏宋版《外台秘要方》，简称"《外台》"。

《难经校注》：凌耀星主编，人民卫生出版社2013年重刊《中医古籍整理丛书》本。

其他所引，随文标注。

目次　据《医要集览》之《难经》白文本，《难经》之书原无目次，此次整理，为方便检阅，依据正文重新编撰目次，置于卷首。

文字　底本使用简体字。其中，大字正文下的夹注，用比正文小一号的字逐录在"（　）"内。明显的错字，如"己"误为"巳"、"剌"误为"刺"、"荥"误为"荣"等，径予改正；俗字构件如"穴"与"宀"、"氵"与"冫"之类，往往相乱，如"牢"之从"穴"，"洁"之从"冫"，亦根据上下文意，径予录正。属于《异体字整理表》中的异体字，按照出版物用字规范，改为正字；有区别意义时，则根据具体情况保留异体字、繁体字。以上均不出校记。至于"藏"与"脏"、"府"与"腑"、"大"与"太"等，则严格遵照底本迻录，不敢擅作更改。底本可以确定的误字，仿照中华书局点校《二十四史》之例，用"（ ）"括起，并使用比正文小一号的字，正确的文字则写在"[ ]"里，用与正文字号相同的字，并出校记说明校改依据；其他可供参考的校勘意见，在校记中说明，不敢轻易改动底本文字。

校记 本次采用详校方式。《句解》、《本义》、《要览》、《佚存》、濯缨堂本、守山阁本、《评林》、《阐注》诸本异文，尽量录入校记之中。其他参校之本有意义的异文，也尽量写入校记。少数词语的词义及用法特别，也偶在校记中及之。详细注释，待他日从容为之。

难经目次

《难经集注》杨玄操序

　　《黄帝八十一难经》者，斯乃勃海秦越人之所作也。越人受桑君之秘术，遂洞明医道，至能彻视藏府，刳肠剔心。以其与轩辕时扁鹊相类，乃号之为扁鹊。又家于卢国，因命之曰卢医。世或以卢扁为二人者，斯实谬矣。

　　按黄帝有《黄帝内经》二帙，帙各九卷，而其义幽赜，殆难究览。越人乃采摘英华，抄撮精要，二部经内，凡八十一章，勒成卷轴，伸演其道，探微索隐，传示后昆，名为《八十一难》。以其理趣深远，非卒易了故也。既弘畅圣言，故首称"黄帝"。斯乃医经之心髓，救疾之枢机。所谓脱牙角于象犀，收羽毛于翡翠者矣。逮于吴太医令吕广为之注解，亦会合玄宗，足可垂训。而所释未半，余皆见阙。

　　余性好医方，问道无倦。斯经章句，特承师授。既而耽研无斁，十载于兹。虽未达其本源，盖亦举其纲目。此教所兴，多历年代，非唯文句舛错，抑亦事绪参差。后人传览，良难领会。今辄条贯编次，使类例相从，凡为一十三篇，仍旧八十一首。吕氏未解，今并注释；吕氏注不尽，因亦伸之；并别为音义，以彰厥旨。

昔皇甫玄晏总三部为《甲乙》之科，近世华阳陶贞白广《肘后》为《百一》之制，皆所以留情极虑，济育群生者矣。余今所演，盖亦远慕高仁，迩遵盛德。但恨庸识有量，圣旨无涯，绠促汲深，玄致难尽。

前歙州歙县尉杨玄操序

一　难

一难曰：十二经[1]皆有动脉，独取寸口以决五藏六府[2]死生吉凶之法[3]，何谓也[4]？

然[5]。寸口者，脉之大会[6]，手太阴之脉动[7]也。人一呼，脉行三寸；一吸，脉行三寸。呼吸定息，脉[8]行六寸。人一日一夜凡一万三千五百息，脉行五十度周于身[9]，漏水下百刻，荣卫行阳二十五度，行阴亦二十五度，为一周也[10]。故五十度复会于手太阴。寸口者[11]，五藏[12]六府[13]之所[14]终始，故法取[15]于寸口也[16][17]。

【校注】

[1]《集览》《评林》《阐注》"十二经"下有"中"字。《脉经卷第一·辨尺寸阴阳荣卫度数第四》《千金方卷第二十八·平脉大法第一》"十二经"上有"夫"。

[2]《句解》《集览》《评林》"藏"作"脏"，"府"作"腑"。《脉经卷第一·辨尺寸阴阳荣卫度数第四》"府"亦作"腑"。

[3]死生吉凶之法：《脉经卷第一·辨尺寸阴阳荣卫度数第四》《千金方卷第二十八·平脉大法第一》作"死生吉凶之候者"。

[4]《千金翼方卷第二十五·诊脉大意第二》作："问曰：'手足三阴三阳十二经皆有动脉，而独取寸口者，何也？'"

[5]然：诺。应答之词。《广雅·释诂一》："然，膺也。"滑寿《本义》："然者，答辞。诸篇放此。"按，古音"然"为元部字，"诺"为

鱼部的入声铎部字，"然""诺"元、铎通转。王力《同源字论》："通转也有比较常见的，例如鱼铎阳与歌月元的通转。"指出歌、鱼部的通转是常见现象（《同源字典》17 页）。《礼记·中庸》："壹戎衣而有天下"下郑玄注云："衣读如殷，声之误也。齐人言殷声如衣。"汪启明《先秦两汉齐语研究》第三章第六节《齐语的歌元对转现象及所谓"s"尾问题》举出大量例证，证明齐语歌、元对转是常见现象。则齐语"然"读阴声转歌，与"诺"乃通转语。扁鹊或扁鹊学派传人乃齐人，所以"诺"这个词使用了"然"这个文字符号。

[6]《句解》"大会"作"大要会"。

[7]《脉经卷第一·辨尺寸阴阳荣卫度数第四》《千金方卷第二十八·平脉大法第一》"脉动"作"动脉"。

[8]《甲乙经卷一·第九》"脉"作"气"。

[9]《甲乙经卷一·第九》作"气行五十营于身"。《千金方卷第二十八·平脉大法第一》"身"上有"其"。

[10] 为一周也：《脉经卷第一·辨尺寸阴阳荣卫度数第四》无"也"。《千金方卷第二十八·平脉大法第一》作"为一周，晬时也"。

[11] 寸口者：《脉经卷第一·辨尺寸阴阳荣卫度数第四》《千金方卷第二十八·平脉大法第一》作"太阴者，寸口也"。

[12]《句解》《集览》《评林》"藏"作"脏"。《脉经卷第一·辨尺寸阴阳荣卫度数第四》《千金方卷第二十八·平脉大法第一》"五藏"上有"即"。

[13]《句解》《集览》"藏"作"脏"，"府"作"腑"。《脉经卷第一·辨尺寸阴阳荣卫度数第四》"府"作"腑"。

[14]《阐注》无"所"。

[15]《集览》《评林》《阐注》"法取"作"取法"。

[16]《脉经卷第一·辨尺寸阴阳荣卫度数第四》《千金方卷第二十八·平脉大法第一》无"也"。

[17]《千金翼方卷第二十五·诊脉大意第二》："扁鹊曰：'昼

夜漏水下百刻，凡一刻一百三十五息，十刻一千三百五十息，百刻一万三千五百息，脉行五十度，周于身。漏下一百刻，荣卫行阳二十五度，行阴二十五度，合五十度，为一周，而复会于手太阴。手太阴者，寸口也，寸口者，五脏六腑气血之所终始，故法取于寸口也。'"

二 难

二难曰：脉有尺寸，何谓也？

然。尺寸者，脉之大要会[1]也。从关至尺，是尺内，阴之所治也；从关至鱼际，是寸内[2]，阳之所治也。故分寸为尺，分尺为寸。故阴得尺内[3]一寸，阳得寸内九分。尺寸终始一寸九分[4]，故曰尺寸也。

【校注】

[1]《脉经卷第一·辨尺寸阴阳荣卫度数第四》"要会"作"会要"。

[2]《句解》《本义》《集览》《阐注》《脉经卷第一·辨尺寸阴阳荣卫度数第四》"寸内"作"寸口内"。

[3]《集览》"尺内"作"尺中"。

[4]《句解》"尺寸"上有"故"字。

三 难

三难曰：脉有大[1]过，有不及，有阴阳相乘，有覆[2]有溢，有关有格，何谓也？

然。关之前者，阳之动[也][3]，脉当见[4]九分而浮。过者，法曰大[5]过；减者，法曰不及。遂上鱼为溢，为外关内格，此阴乘之脉也。

关以[6]后者，阴之动也，脉当见[7]一寸而沉[8]。过者，法曰大[9]过；减者，法曰不及。遂入尺为覆，为内关外格，此阳乘之脉也[10]。故曰覆溢。是其真藏[11]之脉[12]，人不病而死也[13]。

【校注】

[1]《集览》《评林》《阐注》《脉经卷第一·辨尺寸阴阳荣卫度数第四》"大"作"太"。

[2]《评林》无"有覆"。

[3]《本义》《集览》《评林》《阐注》《脉经卷第一·辨尺寸阴阳荣卫度数第四》"动"下有"也"字。守山阁本校云："别本有'也'字。以下条效之，当是。据补。"从补。

[4]《句解》《阐注》无"见"。

[5]《本义》《评林》《阐注》"大"作"太"。

[6]《脉经卷第一·辨尺寸阴阳荣卫度数第四》"以"作"之"。

[7]《句解》《阐注》无"见"。

[8]《佚存》、守山阁本、《脉经卷第一·辨尺寸阴阳荣卫度数第四》

"沉"作"沈"。

[9]《句解》《本义》《集览》《评林》《阐注》《脉经卷第一·辨尺寸阴阳荣卫度数第四》"大"作"太"。

[10]《脉经卷第一·辨尺寸阴阳荣卫度数第四》无"也"。

[11]《集览》《评林》"藏"作"脏"。

[12]《脉经卷第一·辨尺寸阴阳荣卫度数第四》"脉"下有"也"。

[13]《脉经卷第一·辨尺寸阴阳荣卫度数第四》无"也"。

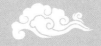

四　难

四难曰：脉有阴阳之法，何谓也？

然。呼出，心与肺；吸入，肾与肝。呼吸之间[1]，脾受谷味也，其脉在中。浮者，阳也；沉[2]者，阴也。故曰阴阳也[3]。

心、肺俱浮，何以别之？

然[4]。浮而大散者，心也；浮而短濇者，肺也。

肾、肝[5]俱沉[6]，何以别之？

然。牢[7]而长者，肝也；按之濡[8]，举指来实[9]者，肾也。脾者，中州[10]。

是阴阳之法也[11]。

脉有[12]一阴一阳，一阴二阳，一阴三阳；有一阳一阴，一阳二阴，一阳三阴。如此之言[13]，寸口有六脉俱动耶[14]？

然。此言者[15]，非有六脉俱动也，谓[16]浮、沉[17]、长、短、滑、濇也。浮者，阳也；滑者，阳也；长者，阳也[18]。沉者，阴也；短者，阴也；濇者，阴也[19]。所谓[20]一阴一阳者，谓脉来沉而滑也；一阴二阳者，谓脉来沉滑而长也；一阴三阳者，谓脉来浮[21]滑而长，时一沉也。所言[22]一阳一阴者，谓脉来浮而濇也；一阳二阴者，谓脉来长而沉濇也；一阳三阴者，谓脉来沉濇而短，时一浮也。各以其经所在名病[23]逆顺也。

【校注】

[1]《评林》"间"误作"问"。

[2]《佚存》、守山阁本、《脉经卷第一·辨脉阴阳大法第九》"沉"作"沈"。

[3]《脉经卷第一·辨脉阴阳大法第九》无"也"。

[4]《句解》无"然"。

[5]《句解》《集览》《评林》《阐注》"肾肝"作"肝肾"。

[6]《佚存》《脉经卷第一·辨脉阴阳大法第九》"沉"作"沈"。

[7]庆安本、《佚存》"牢"上从"穴"。俗书"宀""穴"混用，此据文意录正。

[8]《脉经卷第一·辨脉阴阳大法第九》《千金方卷二十八·诊五脏脉轻重法第二》"濡"作"耎"。

[9]《阐注》"实"多作"寔"。下或同，不复出校。

[10]《评林》《阐注》"脾者中州"作"脾主中州"，故其脉在中。《千金方卷二十八·诊五脏脉轻重法第二》引《千金翼》云："迟缓而长者，脾也。"

[11]是阴阳之法也：《脉经卷第一·辨脉阴阳大法第九》作"是阴阳之脉也"。

[12]《脉经卷第一·辨脉阴阳大法第九》"脉有"句上有"经言"。

[13]如此之言：《脉经卷第一·辨脉阴阳大法第九》作"如此言之"。

[14]《本义》"耶"作"邪"。"耶"者，"邪"之俗书。

[15]此言者：《句解》"此言"作"言此"。《脉经卷第一·辨脉阴阳大法第九》作"经言如此者"。

[16]《句解》"谓"下有"脉来"。

[17]守山阁本、《脉经卷第一·辨脉阴阳大法第九》"沉"作"沈"。下或同，不复出校。

[18]浮者，阳也；滑者，阳也；长者，阳也：《阐注》作"浮、滑、

长，阳也"。

[19] 沉者，阴也；短者，阴也；濇者，阴也：《阐注》作"沉、短、濇，阴也"。

[20]《脉经卷第一·辨脉阴阳大法第九》"所谓"作"所以言"。

[21]《佚存》"浮"作"沉"。

[22]《集览》《评林》《阐注》"言"作"谓"。《脉经卷第一·辨脉阴阳大法第九》"所言"作"所以言"。

[23]《千金方卷二十八·诊五脏脉轻重法第二》"名病"作"言病之"。

五　难

五难曰：脉有轻重，何谓也？

然。初持脉，如三叔[1]之重，与皮毛相得者，肺部也；如六菽之重，与血脉相得者，心部也；如九菽之重，与肌肉[2]相得者，脾部也；如十二菽之重，与筋平者，肝部也；按之至骨，举指来（疾）[实][3]者，肾[部][4]也[5]。故曰轻重也。

【校注】

[1]《句解》、《本义》、《集览》、濯缨堂本、守山阁本、《评林》、《阐注》、《脉经卷第一·持脉轻重法第六》"叔"并作"菽"。

[2]《阐注》"肉"误作"骨"。

[3]疾：按，《四难》："按之濡，举指来实者，肾也。"《难经校注》谓"作'实'为是"。据改。

[4]《句解》《本义》《集览》《评林》《阐注》《脉经卷第一·持脉轻重法第六》"肾"下并有"部"字，与上文例一致，义长，据补。

[5]《伤寒论注释卷一·平脉法第二》成无己注引《难经》作"按至骨，举指来疾者，肾部也"下有"各随所主之分以候藏气"十字。

六　难

六难曰：脉有阴盛阳虚、阳盛阴虚[1]，何谓也？

然。浮之损小，沉[2]之实大，故曰阴盛阳虚。沉[3]之损小，浮之实大，故曰阳盛阴虚。是阴阳虚实之[4]意也。

【校注】

[1] 脉有阴盛阳虚、阳盛阴虚：《句解》《脉经卷第一·辨脉阴阳大法第九》作"脉有阳盛阴虚、阴盛阳虚"。

[2]《佚存》、守山阁本、《脉经卷第一·辨脉阴阳大法第九》"沉"作"沈"。

[3]《脉经卷第一·辨脉阴阳大法第九》"沉"作"沈"。

[4]《句解》、《佚存》、守山阁本无"之"。

七 难

七难曰：经言[1]：少阳之至，乍小乍大，乍短乍长[2]；阳明之至，浮大而短[3]；太阳之至，洪大而长[4]；少阴之至，紧细而微[5]；太阴之至，紧大而长[6]；厥阴之至，沉短而敦[7]。此六者，是平脉邪[8]？将病脉邪[9]？

然。皆王脉也。

其气以何月各王几日？

然。冬至之[10]后，得[11]甲子，少阳王；复得甲子，阳明王；复得甲子，太阳王；复得甲子，（太）[少]阴王；复得甲子，（少）[太]阴王；复得甲子，厥阴王[12]。王各六十日，六六三百六十日，以成一岁。此三阳三阴之王[13]时日大要也。

【校注】

[1] 见《素问·平人气象论第十八》《脉经卷第五·扁鹊阴阳脉法第二》。

[2]《句解》《本义》《集览》《评林》《阐注》"乍小乍大"作"乍大乍小"。《素问·平人气象论第十八》："少阳脉至，乍数乍疏，乍短乍长。"《脉经卷第五·扁鹊阴阳脉法第二》："少阳之脉，乍小乍大，乍短乍长。"

[3]《素问·平人气象论第十八》作"阳明脉至，浮大而短"。《脉经卷第五·扁鹊阴阳脉法第二》作"阳明之脉，浮大以短"。

[4]《素问·平人气象论第十八》："太阳脉至，洪大以长。"《脉经卷第五·扁鹊阴阳脉法第二》作"太阳之脉，洪大以长"。

[5]《脉经卷第五·扁鹊阴阳脉法第二》作"少阴之脉，紧细"，无"而微"。

[6]《脉经卷第五·扁鹊阴阳脉法第二》作"太阴之脉，紧细以长"。按，《脉经》"少阴之至，紧细而微"在"太阴之至，紧大而长"之上。据《扁鹊阴阳脉法第二》："少阴之脉，……七月八月甲子王。太阴之脉，……九月十月甲子王。厥阴之脉，……十一月十二月甲子王。"《脉经》的顺序义长，当据此改正。下三阴之脉所王月日，也据此改正。

[7]《脉经卷第五·扁鹊阴阳脉法第二》作"厥阴之脉，沉短以紧"。《句解》"沉短而敦"作"沉短以敦"。

[8]《集览》《评林》《阐注》"邪"作"也"。

[9]《句解》"邪"作"也"。《本义》《集览》《评林》《阐注》"邪"作"耶"。

[10]《评林》《阐注》无"之"。

[11]《集览》"得"上有"初"。

[12]按，三阴之脉所王月日据《脉经卷第五·扁鹊阴阳脉法第二》乙正。

[13]《本义》"王"作"旺"。

八　难

八难曰：寸口脉平而死者[1]，何谓[2]也？

然。诸十二经脉者，皆系于生气之原。所谓生气之原者，谓十二经之根本也[3]，谓肾间动气也。此五藏六府[4]之本，十二经脉[5]之根[6]，呼吸之门，三焦之原，一名守邪之神[7]。故气者，人之[8]根本也，根绝，则茎叶[9]枯矣[10]。寸口脉平而死者，生气独绝于内也。

【校注】

[1]《句解》无"者"。

[2]《脉经卷第四·辨三部九候脉证第一》无"谓"。

[3] 谓十二经之根本也：《脉经卷第四·辨三部九候脉证第一》作"非谓十二经之根本也"。

[4]《句解》《集览》《评林》"藏"作"脏"，"府"作"腑"。

[5]《集览》《阐注》《脉经卷第四·辨三部九候脉证第一》无"脉"。

[6]《太素卷廿一九针之一·诸原所生》杨注引《八十一难》云："原者，齐下肾间动气，人之生命也，十二经之根本也。"

[7]《脉经卷第四·辨三部九候脉证第一》"守邪之神"下有"也"。

[8]《脉经卷第四·辨三部九候脉证第一》无"之"。

[9]《脉经卷第四·辨三部九候脉证第一》无"叶"。

[10]《评林》无"矣"。

九　难

九难曰：何以别知藏、府之病耶[1]？

然。数者，府[2]也；迟者，藏[3]也。数，则为热[4]；迟，则为寒[5]。诸阳，为热；诸阴，为寒。故以别知藏、府之病也[6]。

【校注】

[1] 何以别知藏、府之病耶：《句解》《集览》《评林》"藏"作"脏"，"府"作"腑"。《集览》"耶"作"也"，《评林》《阐注》无"耶"。《脉经卷第一·辨藏腑病脉阴阳大法第八》作"脉何以知藏腑之病也"。

[2]《句解》《集览》《脉经卷第一·辨藏腑病脉阴阳大法第八》"府"作"腑"。

[3]《句解》《集览》《评林》"藏"作"脏"。

[4] 数，则为热：《脉经卷第一·辨藏腑病脉阴阳大法第八》作"数，即有热"。

[5] 迟，则为寒：《脉经卷第一·辨藏腑病脉阴阳大法第八》作"迟，即生寒"。

[6] 故以别知藏、府之病也：《句解》《集览》《评林》"藏"作"脏"，"府"作"腑"。《脉经卷第一·辨藏腑病脉阴阳大法第八》"别知"上有"以"，"府"作"腑"。

十　难

十难曰：一脉为[1]十变者，何谓也？

然。五邪[2]刚柔相逢之意也。假令心脉急甚者，肝邪干心也；心脉微急者，胆邪干小肠也。心脉大甚者，心邪自干心也；心脉微大者，小肠邪自干小肠也。心脉缓甚者，脾邪干心也；心脉微缓者，胃邪干小肠也。心脉濇甚者，肺邪干心也；心脉微濇者，大肠邪干小肠也。心脉沉[3]甚者，肾邪干心也[4]；心脉微沉者，膀胱邪[5]干小肠也。五藏[6]各有刚柔邪，故令一脉辄变为十也。

【校注】

[1]《评林》《阐注》无"为"。

[2]《评林》"五邪"作"五藏"。

[3] 守山阁本"沉"作"沈"。

[4]《评林》夺"心也"。

[5]《句解》夺"邪"。

[6]《句解》《集览》《评林》"藏"作"脏"。

十一难

十一难曰：经言[1]脉不满五十动而一止，一藏[2]无气者，何藏[3]也？

然。人吸者，随阴入；呼者，因阳出。今吸不能至肾，至肝而还，故知一藏[4]无气者，肾气先尽也。

【校注】

[1]《灵枢·根结第五》："一日一夜五十营，以营五藏之精。不应数者，名曰狂生。所谓五十营者，五藏皆受气，持其脉口，数其至也。五十动而不一代者，五藏皆受气；四十动一代者，一藏无气；三十动一代者，二藏无气；二十动一代者，三藏无气；十动一代者，四藏无气；不满十动一代者，五藏无气，予之短期，要在终始。所谓五十动而不一代者，以为常也，以知五藏之期。予之短期者，乍数乍疏也。"

[2]《句解》《集览》《评林》"藏"作"脏"。

[3]《集览》《评林》"藏"作"脏"。

[4]《句解》《集览》《评林》"藏"作"脏"。

十二难

十二难曰：经言[1]五藏[2]脉已绝于内，用针者反实其外；五藏[3]脉已绝于外，用针者反实其内。内外之绝，何以别之？

然。五藏[4]脉[5]已绝于内者，肾、肝气已绝于内也[6]，而医反补其心、肺[7]；五藏[8]脉已绝于外者，其[9]心、肺（脉）[气][10]已[11]绝于外也，而医反补其肾、肝[12]。阳绝补阴，阴绝补阳，是谓"实实虚虚，损不足益有馀"。如此死者，医杀之耳。

【校注】

[1]《灵枢·九针十二原第一》："凡将用针，必先诊脉，视气之剧易，乃可以治也。五藏之气已绝于内，而用针者反实其外，是谓重竭。重竭必死，其死也静。治之者，辄反其气，取腋与膺。五藏之气已绝于外，而用针者反实其内，是谓逆厥。逆厥则必死，其死也躁，治之者，反取四末。"

[2]《句解》《集览》《评林》"藏"作"脏"。

[3]《句解》《集览》《评林》"藏"作"脏"。

[4]《句解》《集览》《评林》"藏"作"脏"。

[5]《太素卷廿一九针之一·九针要解》杨注引《八十一难》"脉"作"气"。

[6]肾、肝气已绝于内也：《集览》《评林》《阐注》作"肾、肝脉绝于内也"。《太素卷廿一九针之一·九针要解》杨注引《八十一难》作

"谓肾肝之气为阴在内也"。

[7]《太素卷廿一九针之一·九针要解》杨注引《八十一难》作"而医之用针反实心肺"。

[8]《句解》《集览》《评林》"藏"作"脏"。

[9]《句解》《集览》无"其"。守山阁本校云:"别本无'其'字,与上文一例。"

[10] 气:《难经校注》:"脉"蒙上"五藏脉"而误,今改"气",与上文"肾肝气"相合,据改。

[11]《阐注》无"已"。

[12]《太素卷廿一九针之一·九针要解》杨注引《八十一难》作"心肺为外,心肺之气已绝,用针者实于肾肝"。

十三难

十三难曰：经言[1]见其色而不得其脉，反得相胜之脉者[2]，即死[3]；得相生之脉者[4]，病即自已[5]。色之与脉，当参相应，为之奈何？

然。五藏[6]有五[7]色，皆见于面，亦当与寸口、尺内相应。假令色青，其脉当弦而急[8]；色赤，其脉浮大而散[9]；色黄，其脉中缓而大[10]；色白，其脉浮濇而短[11]；色黑，其脉沉濡而滑[12]。此所谓五[13]色之与脉当参相应也。

脉数，尺之皮肤亦数；脉急，尺之皮肤亦急；脉缓。尺之皮肤亦缓；脉濇，尺之皮肤亦濇，脉滑，尺之皮肤亦滑[14]。

五藏[15]各有声、色、臭、味，当与[16]寸口、尺内相应；其不相[17]应者，病也。假令色青，其脉浮濇而短，若大而缓，为相胜；浮大而散，若小而滑，为相生也。

经言[18]：知一，为下工；知二，为中工；知三，为上工。上工者，十全九；中工者，十全八；下工者，十全六。此之谓也。

【校注】

[1] 见《灵枢·邪气藏府病形第四》。

[2]《灵枢·邪气藏府病形第四》无"者"。

[3] 即死：《灵枢·邪气藏府病形第四》作"则死矣"。

[4]《灵枢·邪气藏府病形第四》无"者"。

[5] 病即自已：《灵枢·邪气藏府病形第四》作"则病已矣"。

[6]《句解》《集览》《评林》"藏"作"脏"。

[7]《史记卷一百五·扁鹊仓公列传第四十五》《正义》引《八十一难》无"五"。

[8] 假令色青，其脉当弦而急：《灵枢·邪气藏府病形第四》作"色青者，其脉弦也"。

[9] 色赤，其脉浮大而散：《灵枢·邪气藏府病形第四》作"色赤，其脉钩也"。

[10] 色黄，其脉中缓而大：《灵枢·邪气藏府病形第四》作"黄者，其脉代也"。

[11] 色白，其脉浮濇而短：《灵枢·邪气藏府病形第四》作"白者，其脉毛"。

[12] 色黑，其脉沉濡而滑：《佚存》《评林》"濡"作"濇"。《灵枢·邪气藏府病形第四》作"黑者，其脉石"。

[13]《难经校注》："五"字蒙上"五藏有五色"而衍。

[14]《灵枢·邪气藏府病形第四》此节作"脉急者，尺之皮肤亦急；脉缓者，尺之皮肤亦缓；脉小者，尺之皮肤亦减而少气；脉大者，尺之皮肤亦贲而起；脉滑者，尺之皮肤亦滑；脉涩者，尺之皮肤亦涩。"

[15]《句解》《集览》《评林》"藏"作"脏"。

[16]《句解》夺"与"。

[17]《本义》无"相"。

[18]《灵枢·邪气藏府病形第四》此节作"凡此变者，有微有甚。故善调尺者，不待于寸；善调脉者，不待于色。能参合而行之者，可以为上工。上工十全九；行二者为中工，中工十全七；行一者为下工，下工十全六"。

十四难

十四难 [1] 曰：脉有损、至，何谓也？

然。至之脉，一呼再至，曰平；三至，曰离经；四至，曰夺精；五至，曰（死）[困][2]；六至，曰命绝。此（死）[至][3]之脉[4]。

何谓损？

一呼一至，曰离经；二[5]呼一至，曰夺精；三呼一至，曰困[6]；四呼一至，曰命绝。此谓[7]损之脉也。至脉从下上，损脉从上下也[8]。

损脉之为病，奈何？

然[9]。一损，损于皮毛，皮聚而毛落；二损，损于血脉，血脉虚少[10]，不能荣于五藏六府[11]也[12]；三损，损于肌肉，肌肉消瘦，饮食[13]不[14]为肌肤；四损，损于筋，筋缓不能自收持；五损，损于骨，骨痿不能起于床。反此者，至（于收）[脉之]病也[15]。从上下者，骨痿不能起于床者，死；从下上者，皮聚而毛落者，死。

治损之法奈何[16]？

然。损其肺者，益其气；损其心者，调其荣卫；损其脾者，调其饮食，适其[17]寒温；损其肝者，缓其中；损其肾者，益其精[18]。此治损之法也[19]。

脉有一呼再至，一吸再至；有一呼三至，一吸三至；有一呼四至，一吸四至；有一呼五至，一吸五至；有一呼六至，一吸六至；有一呼一至，一吸一至；有[20]再呼一至，再吸一至；有[21]呼吸再[22]，至。脉来如此，何以别知其病也？

然。脉来一呼再至，一吸再至，不大不小，曰平。一呼三至，一吸三至，为适得病。前大后小，即头痛、目眩；前小后大，即胸满、短气。一呼四至，一吸四至，病[23]欲甚，脉[24]洪大者，苦烦满；沉细者[25]，（胸）[腹][26]中痛；滑者，伤热；濇者，中雾露。一呼五至，一吸五至，其人当困。沉细，夜加；浮大，昼加[27]。不大不小[28]，虽困，可治；其有大小[29]者，为难治。一呼六至，一吸[30]六至，为死脉也[31]。沉[32]细，夜死；浮大，昼死。一呼一至，一吸一至，名曰损，人虽能行，犹当[33]着床。所以然者，血气皆不足故也。再呼一至；呼吸再，至[34]，名曰无魂。无魂者，当死也，人虽能行，名曰行尸。

上部有脉，下部无脉，其人当吐，不吐者，死。上部无脉，下部有脉，虽困，无能为害也[35]。所以然者，（譬如）人之有尺，[譬如]树之有根[36]，枝叶虽枯槁[37]，根本将自生，脉[38]有根本，人有元气[39]，故知不死[40]。

【校注】

[1] 此《难》内容见《脉经卷第四·诊损至脉第五》。

[2] 死：《句解》、《本义》、《集览》、《佚存》、濯缨堂本、守山阁本、《评林》、《阐注》、《脉经卷第四·诊损至脉第五》并同。《难经校注》云："《太平圣惠方卷一·辨损至脉法》作'困'。按，作'困'为是，据改。"从改。

[3]《句解》《本义》《阐注》《脉经卷第四·诊损至脉第五》《千金翼方卷二十五·第七》"死"并作"至"。《评林》引高鹤琴云："此'死'字之'死'当作'至'。"据改。

[4]《本义》、《集览》、濯缨堂本、守山阁本、《评林》、《阐注》、《脉经卷第四·诊损至脉第五》"脉"下有"也"。

[5]《本义》"二"作"再"。

[6]《句解》、《本义》、《佚存》、濯缨堂本、守山阁本、《评林》、《阐注》、《脉经卷第四·诊损至脉第五》"困"作"死"。

[7]《句解》《本义》《评林》《阐注》《脉经卷第四·诊损至脉第五》无"谓"。

[8]《阐注》无"也"。

[9]《句解》无"然"。

[10]《玉函经》崔嘉彦注引《难经》无"少"。

[11]《句解》《集览》《评林》"藏"作"脏"，"府"作"腑"。《千金翼方卷二十五·第七》无"六府"。

[12] 守山阁本校云："别本无'也'字，与上文一例。"

[13]《脉经卷第四·诊损至脉第五》"饮食"作"食饮"。

[14]《本义》《集览》《评林》《阐注》"不"下有"能"。

[15] 至于收病也：《句解》作"至脉之病也"，《阐注》作"至之脉病也"。《评林》引高鹤琴云："'于收'二字当作'脉之'二字无疑。"据改。日本庆安三年翻刻明袁表类校、沈际飞重订本《王叔和脉经》作"至之为病也"。

[16]《评林》"治损"上衍"然"。

[17]《佚存》、守山阁本无"其"。守山阁本校本云："别本'适'下有'其'字，与上句一例。"

[18]《脉经卷第四·诊损至脉第五》《千金翼方卷二十五·第七》"精"下并有"气"。

[19]《句解》"治损"作"损"。

[20]《脉经卷第四·诊损至脉第五》无"有"。

[21]《脉经卷第四·诊损至脉第五》无"有"。

[22]《阐注》"再"作"不"，盖误读此句。

[23]《脉经卷第四·诊损至脉第五》"病"下有"适"。

[24]《评林》无"脉"。

[25]《集览》"沉细"上有"脉"。

[26]《句解》、《本义》、《集览》、濯缨堂本、守山阁本、《评林》、《阐注》、《脉经卷第四·诊损至脉第五》"胸"并作"腹"，据改。

[27] 沉细，夜加；浮大，昼加：《脉经卷第四·诊损至脉第五》作"沈细，即夜加；浮大，即昼加"。

[28] 不大不小：《脉经卷第四·诊损至脉第五》作"不大小"。

[29]《集览》"大小"作"小大"。

[30]《集览》"吸"误作"及"。

[31] 为死脉也：《脉经卷第四·诊损至脉第五》作"为十死脉也"。

[32]《脉经卷第四·诊损至脉第五》"沉"作"沈"。

[33]《脉经卷第四·诊损至脉第五》原校："犹当，一作独未。"按：独，却。

[34] 呼吸再，至：《本义》《集览》《阐注》《脉经卷第四·诊损至脉第五》作"再吸一至"。《本义》夹注云："此四字即前衍文。"守山阁本校云："按此句当云'再吸一至'。"盖误读此句。

[35] 无能为害也：《句解》无"为"。《本义》《集览》《评林》《阐注》无"也"。《脉经卷第四·辨三部九候脉证第一》作"无所苦"。

[36] 譬如人之有尺，树之有根：《集览》作"人之有尺，譬如树之有根"。守山阁本校云："按滑氏《本义》云'譬如'二字在'有尺'下。"《句解》李駉注云："所以不为害者，人有尺脉，恰似树有根本。"则"譬如"在"树之有根"上义长。据改。

[37] 枝叶虽枯槁：《句解》"槁"作"薧"。《集览》《评林》"槁"作"稿"。《脉经卷第四·辨三部九候脉证第一》作"虽枝叶枯槁"。

[38]《脉经卷第四·辨三部九候脉证第一》"脉"作"木"。

[39] 人有元气：《阐注》"元气"作"原气"。《脉经卷第四·辨三部九候脉证第一》作"即自有气"。按，天之"元气"为太一所化，推动斗柄运于中央，派生天地四时万物有节律运动。《史记卷二十七·天官书第五》："中宫天极星，其一明者，太一常居也。……斗为帝车，运于中央，临制四乡。分阴阳，建四时，均五行，移节度，定诸纪，皆系于斗北也。"唐代徐坚撰《初学记卷二十六服食部·冠第一》引《春秋合诚图》曰："天皇太帝北辰星也，含元秉阳，舒精吐光，居紫宫

中，制御四方。"《太平御览卷第一·天部》"元气"引《家语》曰：
"夫礼必本于太一，太一分为天地，转为阴阳，变为四时，列为鬼神。"
注："太一，谓元气也。"推动斗柄运于中央，派生天地四时万物有节
律运动的原始推动力，是为"元气"。《灵枢·经别第十一》："人之合
于天道。"人体之中与天之"元气"功能相同的"气"也称"元气"。
《灵枢·刺节真邪第七十五》："真气者，所受于天，与谷气并而充身
也。"人之"真气"是"天气"与"水谷之气"（宗气、营气、卫气）
相结合的营养物质，推动生命有节律运动的的动力。所以"真气"又
称"天真""元真"，简称"真"。流行于五脏称"藏真"。"真气"流行
于经络，称为"经气"。"经气"流行之位即是经络。后世又称"天元
真气""天真元气""元气"。

[40]《脉经卷第四·辨三部九候脉证第一》"不死"下有"也"。

十五难

　　十五难曰：经言：春脉弦，夏脉钩，秋脉毛，冬脉石。是王脉耶？将病脉也？

　　然。弦、钩、毛、石者，四时之脉也。

　　春脉弦者，肝，东方，木也，万物始生，未有枝叶，故其脉[1]之来濡弱而长，故曰弦[2]。

　　夏脉钩者，心，南方，火也，万物之所盛[3]，垂枝布叶皆下曲如钩，故其脉之来[4]疾去迟，故曰钩[5]。

　　秋脉毛者，肺，西方，金也，万物之所终，草木华叶，皆秋而落，其枝独在，若毫毛也，故其脉之来轻虚以浮，故曰毛[6]。

　　冬脉石者，肾，北方，水也，万物之所藏[7]也，盛[8]冬之时，水凝如石，故其脉之来沉濡而滑，故曰石[9]。

　　此四时之脉也。

　　如有变，奈何？

　　然。春脉弦，反者为病。

　　何谓反？

　　然。其气来实强，是谓[10]太过，病在外；气来虚微，是谓不及，病在内[11]。气来[12]厌厌聂聂，如循榆叶，曰平[13]；益实而滑，如循长竿，曰病[14]；急而劲益强，如新张弓弦，曰死[15]。春脉微弦，口平；弦多胃气少，曰病；但弦无胃气，曰死[16]。春以胃气为本。

　　夏脉钩，反者为病。

何谓[17]反？

然。其[18]气来实强，是谓太过，病在外；气来虚微，是谓不及，病在内[19]。其脉来累累如环，如循琅玕，曰平[20]。来而益数，如鸡举足者[21]，曰病[22]；前曲后居，如操带钩，曰死[23]。夏脉微钩，曰平；钩多胃气少，曰病；但钩无胃气，曰死[24]。夏以胃气为本。

秋脉（微）毛[25]，反者为病。

何谓反？

然。[其][26]气来实强，是谓太过，病在外；气来虚微，是谓不及，病在内[27]。其脉[28]来蔼蔼如车盖，按之益大，曰平[29]；不上不下，如循鸡羽，曰病[30]；按之消索[31]，如风吹毛，曰死[32]。秋脉微毛，为[33]平；毛多胃气少，曰病；但毛无胃气，曰死[34]。秋以胃气为本。

冬脉石，反者为病。

何谓反？

然。其[35]气来实强，是谓太过，病在外；气来虚微，是谓不及，病在内[36]。脉来上大下兑[37]，濡滑如雀之（啄）[喙][38]，曰平[39]。啄啄连属[40]，其中微曲，曰病[41]；来如解索，去如弹石，曰死[42]。冬脉微石，曰平；石多胃气少，曰病；但石无胃气，曰死[43]。冬以胃气为本。

胃者，水谷之海也[44]，主禀，四时故[45]皆以胃气为本。

是谓四时之变、病，死、生之要会也。

脾者，中州也，其平和，不可得见[46]；衰，乃见耳[47]。来如雀之啄[48]，如[49]水之下漏，是脾之衰见也[50][51]。

【校注】

[1]《句解》"其脉"作"其来"。

[2]《素问·玉机真藏论第十九》新校正云引越人云："春脉弦者，东方，木也，万物始生，未有枝叶，故其脉来濡弱而长。"《脉经卷第

三·肝胆部第一》作"肝者，东方木，万物始生，其气来奥而弱，宽而虚，故脉为弦""黄帝问曰：春脉如弦，何如而弦？歧伯曰：春脉，肝也；东方，木也；万物之所以始生也。故其气来濡弱轻虚而滑，端直以长，故曰弦"。

[3]《本义》《集览》《评林》《阐注》"盛"作"茂"。

[4]《阐注》"来"下重"来"，属下读。

[5]《素问·玉机真藏论第十九》新校正引越人云："夏脉钩者，南方，火也，万物之所盛，垂枝布叶皆下曲如钩，故其脉来疾去迟。"《脉经卷第三·心小肠部第二》作"心者，南方火，万物洪盛，垂枝布叶，皆下垂如曲，故名曰钩""黄帝问曰：夏脉如钩，何如而钩？歧伯曰：夏脉，心也；南方，火也；万物之所以盛长也。故其气来盛去衰，故曰钩"。

[6]《素问·玉机真藏论第十九》新校正引越人云："秋脉毛者，西方，金也，万物之所终，草木华叶皆秋而落，其枝独在，若毫毛也，故其脉来轻虚以浮，故曰毛。"《脉经卷第三·肺大肠部第四》作"肺者，西方金，万物之所终。宿叶落柯萋萋，枝条其机然独在。其脉为微浮毛。卫气，荣气数，数则在上，迟则在下，故名曰毛""黄帝问曰：秋脉如浮，何如而浮？歧伯对曰：秋脉，肺也；西方，金也；万物之所以收成也。故其气来轻虚而浮，其气来急去散，故曰浮"。

[7]《评林》"藏"作"脏"，盖回改致误。

[8]《集览》《阐注》"盛"作"极"。

[9]《素问·玉机真藏论第十九》新校正引越人云："冬脉石者，北方，水也，万物之所藏，盛冬之时，水凝如石，故其脉来沈濡而滑，故曰石也。"《脉经卷第三·肾膀胱部第五》作"肾者，北方水，万物之所藏。百虫伏蛰。阳气下陷，阴气上升。阳气中出，阴气烈，为霜，遂不上升，化为雪霜。猛兽伏蛰，螺虫匿藏。其脉为沈""黄帝问曰：冬脉如营，何如而营？歧伯对曰：冬脉，肾也；北方，水也；万物之所以合藏。故其气来沈以搏，故曰营"。

[10]《句解》《本义》"谓"作"为"。

[11]《脉经卷第三·肝胆部第一》作"反此者病。黄帝曰：何如而反？歧伯曰：其气来实而强，此谓太过，病在外；其气来不实而微，此谓不及，病在中。"

[12]《评林》《阐注》无"来"。

[13]《素问·平人气象论第十八》作"平肝脉来，耎弱招招，如揭长竿末梢，曰肝平"。新校正云：详越人云："厌厌聂聂，如循榆叶，曰春平脉。"与《素问》之说不同。张仲景云："春脉聂聂如吹榆荚者，名曰数。"恐越人之说误也。《脉经卷第三·肝胆部第一》作"肝脉来，濡弱招招，如揭竿末梢，曰平。"

[14]《素问·平人气象论第十八》作"病肝脉来，盈实而滑，如循长竿，曰肝病"。《脉经卷第三·肝胆部第一》作"肝脉来，盈实而滑，如循长竿，曰肝病"。

[15]《素问·平人气象论第十八》作"死肝脉来，急益劲，如新张弓弦，曰肝死"。《脉经卷第三·肝胆部第一》作"肝脉来，急而益劲，如新张弓弦，曰肝死"。

[16]《素问·平人气象论第十八》作"脉无胃气，亦死。所谓无胃气者，但得真藏脉，不得胃气也。所谓脉不得胃气者，肝不弦，肾不石也"。《脉经卷第三·肝胆部第一》作"春胃微弦，曰平；弦多胃少，曰肝病；但弦无胃，曰死。有胃而毛，曰秋病；毛甚，曰今病"。

[17]《集览》"谓"作"为"。

[18]《集览》《评林》无"其"。

[19]《脉经卷第三·心小肠部第二》作"反此者病。黄帝曰：何如而反？歧伯曰：其气来盛去亦盛，此谓太过，病在外；其来不盛去反盛，此谓不及，病在中"。

[20]《素问·平人气象论第十八》作"夫平心脉来，累累如连珠，如循琅玕，曰心平"。《脉经卷第三·心小肠部第二》作"心脉来，累累如连珠，如循琅玕，曰平"。

[21]《集览》无"者"。

[22]《素问·平人气象论第十八》作"病心脉来，喘喘连属，其中微曲，曰心病"。新校正云：详越人云"啄啄连属，其中微曲，曰肾病"，与《素问》异。《脉经卷第三·心小肠部第二》作"心脉来，喘喘连属，其中微曲，曰心病"。

[23]《素问·平人气象论第十八》作"死心脉来，前曲后居，如操带钩，曰心死"。《脉经卷第三·心小肠部第二》作"心脉来，前曲后居，如操带钩，曰心死"。

[24]《脉经卷第三·心小肠部第二》作"夏胃微钩，曰平；钩多胃少，曰心病；但钩无胃，曰死。胃而有石，曰冬病；石甚，曰今病"。

[25]秋脉微毛：《佚存》、濯缨堂本同，《句解》《本义》《集览》守山阁本、《评林》《阐注》作"秋脉毛"。《难经校注》据上下文例删"微"。从之。

[26]《本义》《集览》《评林》《阐注》"气来实强"上有"其"。据上下文例，有"其"义长，据补。

[27]《脉经卷第三·肺大肠部第四》作"反此者病。黄帝曰：何如而反？歧伯曰：其气来毛而中央坚，两傍虚，此谓太过，病在外；其气来毛而微，此谓不及，病在中"。

[28]《评林》"脉"误作"病"。

[29]《素问·平人气象论第十八》作"平肺脉来，厌厌聂聂，如落榆荚，曰肺平"。新校正云：详越人云："蔼蔼如车盖，按之益大，曰秋平脉。"与《素问》之说不同。张仲景云："秋脉蔼蔼如车盖者，名曰阳结。"恐越人之说误也。《脉经卷第三·肺大肠部第四》作"肺脉来，厌厌聂聂，如落榆荚，曰肺平"。

[30]《素问·平人气象论第十八》作"病肺脉来，不上不下，如循鸡羽，曰肺病"。《脉经卷第三·肺大肠部第四》作"肺脉来，不上不下，如循鸡羽，曰肺病"。

[31]消索：《本义》《集览》《评林》《阐注》作"萧索"。

[32]《素问·平人气象论第十八》作"死肺脉来，如物之浮，如风吹毛，曰肺死"。《脉经卷第三·肺大肠部第四》作"肺脉来，如物之浮，如风吹毛，曰肺死"。《句解》夺"曰死"。

[33]《句解》《集览》《评林》"为"作"曰"。

[34]《脉经卷第三·肺大肠部第四》作"秋胃微毛，曰平；毛多胃少，曰肺病；但毛无胃，曰死；毛而有弦，曰春病；弦甚，曰今病"。

[35]《句解》《评林》《阐注》无"其"。

[36]《脉经卷第三·肾膀胱部第五》作"反此者病。黄帝曰：何如而反？岐伯曰：其气来如弹石者，此谓太过，病在外；其去如数者，此谓不及，病在中"。

[37]《评林》"兑"作"锐"。

[38]《句解》、守山阁本、《阐注》"啄"作"喙"。按俗书"啄""喙"形近，往往互误。守山阁本校云："按原本'喙'误'啄'并后《音释》亦误，然注云'许秽切'，则'喙'字明矣今改正。"据上下文意及守山阁本校语，作"喙"义长，据改。

[39]《素问·平人气象论第十八》作"平肾脉来，喘喘累累如钩，按之而坚，曰肾平"。新校正引越人云："其来上大下兑，濡滑如雀之喙，曰平。"《脉经卷第三·肾膀胱部第五》作"肾脉来，喘喘累累如钩，按之而坚，曰肾平"。

[40]《阐注》"属"作"续"。

[41]《素问·平人气象论第十八》作"病肾脉来，如引葛，按之益坚，曰肾病"。新校正引越人云："啄啄连属，其中微曲，曰肾病。"《脉经卷第三·肾膀胱部第五》："肾脉来，如引葛，按之益坚，曰肾病。"

[42]《素问·平人气象论第十八》作"死肾脉来，发如夺索，辟辟如弹石，曰肾死"。《脉经卷第三·肾膀胱部第五》作"肾脉来，发如夺索，辟辟如弹石，曰肾死"。

[43]《脉经卷第三·肾膀胱部第五》作"冬胃微石，曰平；石多胃

少，曰肾病；但石无胃，曰死；石而有钩，曰夏病；钩甚，曰今病"。

[44]《本义》《集览》《评林》《阐注》无"也"。

[45]《本义》《集览》《评林》《阐注》无"故"。按，故，读若"固"。

[46] 不可得见：《集览》无"可"。《句解》作"不可得而见"。

[47]《脉经卷第三·脾胃部第三》："黄帝曰：四时之序，递顺之变异也，然脾脉独何主？歧伯曰：脾者，土也，孤藏，以灌四傍者也。曰：然则脾善恶可得见乎？曰：善者不可得见，恶者可见。"

[48]《佚存》夺"啄"。

[49]《评林》"如"作"似"。

[50] 是脾之衰见也：《本义》无"之"。《评林》《阐注》作"是脾衰之见也"。

[51]《素问·平人气象论第十八》："平脾脉来，和柔相离，如鸡践地，曰脾平。长夏以胃气为本。病脾脉来，实而盈数，如鸡举足，曰脾病。死脾脉来，锐坚如乌之喙，如鸟之距，如屋之漏，如水之流，曰脾死。"《脉经卷第三·脾胃部第三》："曰：恶者何如？曰：其来如水之流者，此谓太过，病在外；如鸟之喙，此谓不及，病在中。太过，则令人四肢沈重不举；其不及，则令人九窍壅塞不通，名曰重强。""脾脉来而和柔相离，如鸡足践地，曰平。长夏以胃气为本。脾脉来，实而盈数，如鸡举足，曰脾病；脾脉来，坚兑如乌之喙，如鸟之距，如屋之漏，如水之溜，曰脾死。"

十六难

十六难曰：脉有三部九候，有阴阳，有轻重，有六十首[1]，一脉变为四时。离圣久远，各自[2]是其法。何以别之？

然。是[3]其病有内外证。

其病，为之奈何？

然[4]。假令得肝脉，其外证：善洁[5]，面青，善怒；其内证：齐[6]左有动气，按之牢若痛；其病：四肢[7]满，闭癃[8]，溲便难，转筋[9]。有是者，肝也；无是者，非也。

假令得心脉，其外证：面赤，口干，喜笑；其内证：齐[10]上有动气，按之牢若痛；其病：烦心，心痛，掌中热而啘[11]。有是者，心也；无是者，非也。

假令得脾脉，其外证：面黄，善噫，善思[12]，善味；其内证：当齐[13]有动气，按之牢若痛；其病：腹胀满，食不消，体重，节痛，怠堕[14]，嗜卧，四肢[15]不收。有是者，脾也；无是者，非也。

假令得肺脉，其外证：面白，善嚏，悲愁不乐，欲哭；其内证：齐[16]右有动气，按之牢若痛；其病：喘咳，洒淅寒热。有是者，肺也；无是者，非也。

假令得肾脉，其外证：面黑，喜[17]恐、欠；其内证：齐[18]下有动气，按之牢若痛；其病：逆气，少[19]腹急痛，泄如[20]下重，足胫寒而逆。有是者，肾也；无是者，非也。

【校注】

[1]《集览》"首"误作"日"。

[2]《句解》无"自"。

[3]《句解》"是"作"视"。

[4]《评林》无"然"。

[5] 按，"善洁"原本在"面青"前，据上下文例，"善洁"当在"面青"后。"洁"读若"齧"或"瘲"。《评林》"洁"作"素"。

[6]《本义》《集览》《评林》《阐注》"齐"作"脐"。

[7]《句解》"肢"作"支"。

[8]《本义》《集览》《评林》《阐注》"瘕"作"淋"。

[9]《佚存》"筋"作"节"。

[10]《集览》《评林》《阐注》"齐"作"脐"。

[11] 哕 yè：呕逆。

[12]《句解》本无"善思"。

[13] 当齐：《集览》《评林》《阐注》作"当脐上"。

[14]《评林》《阐注》"堕"作"惰"。

[15]《本义》"肢"作"支"。

[16]《集览》《评林》《阐注》"齐"作"脐"。

[17] 喜：《佚存》、濯缨堂本同，《句解》、《本义》、《集览》、守山阁本、《评林》、《阐注》本并作"善"。

[18]《集览》《评林》《阐注》"齐"作"脐"。

[19]《本义》《集览》《评林》《阐注》"少"并作"小"。

[20] 如：而。

十七难

十七难曰；经言：病或有[1]死，或有不治自愈，或连年月不已[2]。其死生存亡，可切脉而知之耶？

然。可尽知也[3]。诊病[4]若闭目不欲见人者，脉当得肝脉强[5]急而长，而[6]反得肺脉浮短而濇者，死也；病若开目而渴，心下牢者，脉当得紧实而数，反得沉濡而微者[7]，死也[8]；病若吐血，复鼽衄血[9]者，脉当沉细[10]，而反浮大而牢者，死也[11]；病若谵言妄语，身当有[12]热，脉当洪大，而[13]手足厥逆[14]，脉沉细而微者，死也[15]；病若大腹而泄者[16]，脉当微细而濇，反紧大而滑者，死也[17]。

【校注】

[1]《评林》无"有"。

[2]或连年月不已：《句解》"连年月"作"连岁"，《集览》"不已"上有"而"。《脉经卷第五·扁鹊诊诸反逆死脉要诀第五》作"或有连年月而不已"。

[3]《脉经卷第五·扁鹊诊诸反逆死脉要诀第五》作"可具知也"。

[4]《脉经卷第五·扁鹊诊诸反逆死脉要诀第五》"诊病"作"设病者"。

[5]《阐注》《脉经卷第五·扁鹊诊诸反逆死脉要诀第五》"强"作"弦"。

[6]《脉经卷第五·扁鹊诊诸反逆死脉要诀第五》无"而"。

[7]《集览》《评林》《阐注》"反得"上有"而"。《本义》《阐注》"濡"作"濇"。《脉经卷第五·扁鹊诊诸反逆死脉要诀第五》"濡"作"滑"。

[8]《句解》《脉经卷第五·扁鹊诊诸反逆死脉要诀第五》无"也"。

[9]《脉经卷第五·扁鹊诊诸反逆死脉要诀第五》无"血"。

[10] 脉当沉细：守山阁本"沉"作"沈"。《脉经卷第五·扁鹊诊诸反逆死脉要诀第五》作"脉当得沈细"。

[11] 而反浮大而牢者，死也：《脉经卷第五·扁鹊诊诸反逆死脉要诀第五》作"而反浮大牢者，死"。

[12]《评林》"有"误作"自"。

[13]《本义》《集览》《评林》《阐注》《脉经卷第五·扁鹊诊诸反逆死脉要诀第五》"而"下有"反"。《难经校注》律以上下文例及诸本异文，补"反"。

[14]《评林》《阐注》"厥逆"作"厥冷"。《脉经卷第五·扁鹊诊诸反逆死脉要诀第五》"厥逆"作"四逆"。

[15] 脉沉细而微者，死也：守山阁本"沉"作"沈"。《脉经卷第五·扁鹊诊诸反逆死脉要诀第五》作"脉反沈细而微者，死"。

[16] 病若大腹而泄者：《阐注》无"而"。《脉经卷第五·扁鹊诊诸反逆死脉要诀第五》无"者"。《句解》、《本义》、《集览》、《佚存》、濯缨堂本、守山阁本、《评林》"泄"作"洩"。

[17] 反紧大而滑者，死也：《句解》无"也"。《脉经卷第五·扁鹊诊诸反逆死脉要诀第五》作"反得紧大而滑者，死"。

十八难

十八难曰：脉有三部，部有四经，手有太阴、阳明，足有太阳、少阴，为上下部，何谓也？

然。手太阴、阳明，金也；足少阴、太阳，水也；金生水，水流下行而不能上，故在下部也。足厥阴、少阳，木也；生手太阳、少阴火，火炎上行而不能下，故为上部。手心主、少阳，火[1]；生足太阴、阳明土，土主中宫[2]，故在中部也。此皆五行子母更相生养者也。

脉有三部九候，各何所主之[3]？

然。三部者[4]，寸、关、尺也。九候者，浮、中、沉也[5]。上部法天，主胸以[6]上至头之有疾也[7]；中部法人，主膈以下至齐之有疾也[8]；下部法地，主齐以下至足之有疾也[9]。审而刺[10]之者也。

人病有沉滞久积聚，可切脉而知之耶？

然。诊[11]在右胁有积气，得肺脉结。脉结甚，则积甚；结微，则气微。

诊不得肺脉，而右胁有积气者，何也？

然。肺脉虽不见，右手脉当[12]沉伏。

其外痼疾同法耶？将异也？

然。结者，脉来去时一止，无常数，名曰结也[13]。伏者，脉行筋下也。浮者，脉在肉上行也。左右表里，法皆如此[14]。假令脉结伏者，内无积聚；脉浮结者，外无痼疾；有积聚，脉不结伏；有痼疾，脉不浮结，为脉不应病，病不应脉，是为死病也。

【校注】

[1]《阐注》"火"下有"也"。

[2]《句解》无"土主中宫"。

[3] 各何所主之:《本义》无"所"。《集览》无"之"。

[4]《脉经卷第四·辨三部九候脉证第一》"三部者"上有"所谓"。

[5] 浮、中、沉也:《脉经卷第四·辨三部九候脉证第一》作"每部中有天地人也"。

[6]《集览》《评林》《阐注》"以"作"已"。

[7] 上部法天,主胸以上至头之有疾也:《脉经卷第四·辨三部九候脉证第一》作"上部,主候从胸以上至头"。

[8] 中部法人,主膈以下至齐之有疾也:《句解》作"中部法人,主膈下至齐之上有疾"。《集览》《评林》亦并无"以"。《阐注》"以"作"已"。《集览》《评林》《阐注》"齐"作"脐"。《脉经卷第四·辨三部九候脉证第一》作"中部,主候从膈以下至气街"。

[9] 下部法地,主齐以下至足之有疾也:《评林》作"下部法地,尺为下部法而应乎地"。《脉经卷第四·辨三部九候脉证第一》作"下部,主候从气街以下至足"。《集览》《评林》无"以",《阐注》"以"作"已"。又,《集览》《评林》《阐注》"齐"作"脐"。

[10]《句解》"刺"作"次"。李駉注云:"元文'刺'字。"

[11]《集览》《评林》《阐注》"诊"下有"病"。

[12]《阐注》无"当"。

[13]《句解》无"也"。

[14] 如此:《句解》作"如是"。

十九难

十九难曰：经言^[1]：脉有逆顺，男女有常^[2]。而反者，何谓也？

然。男子生于寅，寅为木，阳也；女子生于申，申为金，阴也。故男脉在关上，女脉在关下。是以男子尺脉恒^[3]弱，女子尺脉恒盛，是其常也^[4]。反者，男得女脉，女得男脉也。

其为病何如？

然。男得女脉，为不足，病在内。左得之，病则^[5]在左；右得之，病则^[6]在右，随脉言之也。女得男脉，为太过，病在四肢。左得之，病则^[7]在左；右得之，病则^[8]在右，随脉言之。此之谓也^[9]。

【校注】

[1]《阐注》无"经言"。

[2]《本义》《集览》《评林》《阐注》"常"作"恒"。

[3]《句解》"恒"作"常"。下"女子尺脉恒"同，不复出校。

[4] 是其常也：《句解》无此四字。

[5]《本义》《集览》《评林》《阐注》无"则"。

[6]《本义》《集览》《评林》《阐注》无"则"。

[7]《本义》《集览》《评林》《阐注》无"则"。

[8]《本义》《集览》《评林》《阐注》无"则"。

[9] 此之谓也：《句解》无"此之谓"，"也"字连上句"言之"读。

二十难

二十难曰：经言：脉有伏匿[1]，伏匿于何藏[2]而言伏匿耶[3]？

然。谓阴阳更相乘、更[4]相伏也。脉居阴部，而[5]反阳脉见者，为阳乘阴也；脉虽时沉濇而短[6]，此谓阳中伏阴也[7]。脉居阳部，而[8]反阴脉见者，为阴乘阳也；脉虽时浮滑而长，此谓[9]阴中伏阳也。重阳者，狂；重阴者，癫[10]。脱阳者，见鬼；脱阴者，目盲。

【校注】

[1]《脉经卷第一·从横逆顺伏匿脉第十一》"伏匿"下有"者"。

[2]《集览》"藏"作"脏"。

[3]《本义》"耶"作"邪"。《脉经卷第一·从横逆顺伏匿脉第十一》"耶"作"也"。

[4]《评林》无"更"。

[5]《脉经卷第一·从横逆顺伏匿脉第十一》无"而"。

[6]脉虽时沉濇而短：虽，读若"唯"，若。参《经传释词》"虽"字条。《句解》无"时"。

[7]此谓阳中伏阴也：《脉经卷第一·从横逆顺伏匿脉第十一》作"此阳中伏阴"。

[8]《脉经卷第一·从横逆顺伏匿脉第十一》无"而"。

[9]《脉经卷第一·从横逆顺伏匿脉第十一》"谓"作"为"。

[10]重阳者，狂；重阴者，癫：《脉经卷第一·从横逆顺伏匿脉第十一》作"重阴者，癫；重阳者，狂"。

二十一难

二十一难曰：经言：人形病脉不病，曰生；脉病形不病，曰死[1]。何谓也？

然。人形病脉不病[2]，非有不病者[3]也，谓息数不应脉数也。此大法[4]。

【校注】

[1] 人形病脉不病，曰生；脉病形不病，曰死：《脉经卷第五·扁鹊诊诸反逆死脉要诀第五》作"人病脉不病者，生；脉病人不病者，死"。

[2]《句解》"不病"下有"者"。

[3]《句解》无"者"。

[4]《阐注》"大法"下有"也"。

二十二难

二十二难曰：经言：脉有是动，有所生病。一脉辄[1]变为二病者，何也？

然。经言是动者，气也；所生病者，血也。邪在气，气为是动；邪在血，血为所生病。气主呴之，血主濡之[2]。气留而不行者，为气[3]先病也；血壅[4]而不濡者，为[5]血后病也。故先为是动，后所生病[6]也。

【校注】

[1]《句解》《本义》无"辄"。

[2]《太素卷第八经脉之一·经脉连环》杨注引《八十一难》作"耶在血，为所生也。血主濡之也"。

[3]《评林》夺"气"。

[4]《集览》《评林》《阐注》"壅"作"滞"。

[5]《评林》《阐注》"为"作"谓"。

[6]《句解》《本义》《集览》《评林》《阐注》并无"病"。

二十三难

二十三难曰：手足三阴三阳脉之度数，可晓以不？

然。手三阳之脉，从手至头，长五尺，五六合三丈 [1]。

手三阴之脉，从手至胸中，长三尺五寸，三六一丈八尺，五六三尺 [2]，合二丈一尺 [3]。

足三阳之脉，从足至头，长八尺，六八四丈八尺 [4]。

足三阴之脉，从足至胸，长六尺五寸，六六三丈六尺，五六三尺 [5]，合三丈九尺 [6]。

人两足蹻脉，从足至目，长七尺五寸，二七一丈四尺，二五一尺 [7]，合一丈五尺 [8]。

督脉、任脉各长四尺五寸，二四八尺，二五一尺 [9]，合九尺 [10]。

凡脉 [11] 长一十六丈二尺。此所谓十二 [12] 经脉长短之数也 [13]。

经脉十二，络脉十五 [14]，何始何穷也？

然。经脉者，行血气，通阴阳，以荣于身者也。其始，从中焦注手太阴、阳明；阳明注足阳明、太阴；太阴注手少阴、太阳；太阳注足太阳、少阴；少阴注手心主、少阳；少阳注足少阳、厥阴；厥阴复还注手太阴。

别络十五，皆因其原，如环无端，转相溉灌 [15]，朝于寸口、人迎 [16]。以处百病而决死生也。

经曰 [17]：明知终始，阴阳定矣。何谓也？

然。终始者，脉之纪也。寸口、人迎 [18]，阴阳之气，通于 [19] 朝

使 [20]，如环无端，故曰始也。终者，三阴三阳之脉绝，绝则死，死各有形 [21]，故曰终也。

【校注】

[1]《灵枢·脉度第十七》作"手之六阳，从手至头，长五尺，五六三丈"。《阐注》无"长五尺，五六"五字。

[2]《阐注》无"长三尺五寸，三六一丈八尺，五六三尺"。

[3]《灵枢·脉度第十七》作"手之六阴，从手至胸中，三尺五寸，三六一丈八尺，五六三尺，合二丈一尺"。

[4]《灵枢·脉度第十七》作"足之六阳，从足上至头，八尺，六八四丈八尺"。《阐注》"长八尺，六八四丈八尺"作"合四丈八尺"。《评林》"四丈八尺"下有"也"。

[5]《阐注》无"长六尺五寸，六六三丈六尺，五六三尺"。

[6]《灵枢·脉度第十七》作"足之六阴，从足至胸中，六尺五寸，六六三丈六尺，五六三尺，合三丈九尺"。

[7]《阐注》无"长七尺五寸，二七一丈四尺，二五一尺"。

[8]《灵枢·脉度第十七》作"跷脉从足至目，七尺五寸，二七一丈四尺，二五一尺，合一丈五尺"。

[9]《阐注》无"二四八尺，二五一尺"。

[10]《灵枢·脉度第十七》作"督脉、任脉，各四尺五寸，二四八尺，二五一尺，合九尺。"

[11]《阐注》"凡脉"下有"共"。

[12]《集览》《评林》《阐注》无"十二"。《难经校注》据上下文义及《集览》删"十二"。

[13]《句解》无"也"。《太素卷十三·脉度》作"凡都合十六丈二尺，此气之大经隧也"。《灵枢·脉度第十七》《甲乙经卷二·脉度第三》作"凡都合一十六丈二尺。此气之大经隧也"。

[14]络脉十五：《句解》作"络有十五"。

[15]《本义》《集览》《评林》《阐注》"溉灌"作"灌溉"。

[16] 朝于寸口、人迎:《句解》作"朝于寸部气口"。按,《脉经卷第一·两手六脉所主五藏六腑阴阳逆顺第七》引《脉法赞》云:"关前一分,人命之主。左为人迎,右为气口。""寸口、人迎"与"寸部气口"皆代指"寸口脉"。参《脉经卷第二·平人迎神门气口前后脉第二》。

[17]《集览》《评林》《阐注》"曰"作"云"。

[18] 寸口、人迎:《句解》作"寸部气口"。

[19] 于:如。

[20]《句解》无"使"。

[21] 死各有形:《句解》无"死",《评林》"形"作"刑"。

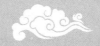

二十四难

二十四难曰：手足三阴三阳气已绝，何以为候？可知其吉凶不？

然。足少阴气绝，即 [1] 骨枯。少阴者，冬 [2] 脉也，伏行而温于 [3] 骨髓 [4]。故骨髓不温，即肉不著骨 [5]；骨肉不相亲，即肉濡而（却）[郄] [6]；肉濡而（却）[郄]，故齿长而枯，发无润泽 [7]；[无润泽] 者 [8]，骨先死。戊日笃，己日死 [9]。

足太阴气绝，则脉不荣 [10] 其口唇 [11]。口唇 [12] 者，肌肉之本也。脉不荣 [13]，则肌肉不滑泽 [14]；肌肉不滑泽，则肉满 [15]；肉满 [16]，则唇反；唇反，则肉先死 [17]。甲日笃，乙日死 [18]。

足厥阴气绝，即筋缩 [19]，引卵与舌卷 [20]。厥阴者，肝脉也。肝者，筋之合也。筋者，聚于阴器 [21] 而络于舌本 [22]。故脉不荣 [23]，则 [24] 筋缩急 [25]；[筋缩急] [26]，即引 [27] 卵与舌 [28]，故舌卷卵缩，此筋 [29] 先死 [30]。庚日笃、辛日死 [31]。（筋缩急 [32]）

手太阴气绝，即 [33] 皮毛焦。太阴者，肺也，行气，温于皮毛者也 [34]。气弗荣 [35]，则皮毛焦；皮毛焦，则津液去；津液去，即 [36] 皮节伤 [37]；皮节伤，则皮枯毛折 [38]；毛折者，则毛先死 [39]。丙日笃、丁日死 [40]。

手少阴气绝，则脉不通 [41]；脉不通，则血不流；血不流，则色泽去 [42]。故面 [43] 黑如梨 [44]，此血先死 [45]。壬日笃，癸日死 [46]。

三 [47] 阴气 [48] 俱绝者 [49]，则目眩 [50] 转，目瞑 [51]；目瞑者，为失志；失志者，则志先死，死即目瞑 [52] 也 [53]。

六阳气俱绝者 [54]，则阴与阳相离。阴阳相离，则 [55] 腠理泄 [56]，绝汗乃出，大如贯珠 [57]，转出不流，即气先死。旦占夕死，夕占旦死 [58][59]。

【校注】

[1]《灵枢·经脉第十》《脉经卷第三·肾膀胱部第五》《甲乙经卷二·十二经脉络脉支别第一上》"即"作"则"。

[2] 冬：诸本及《灵枢·经脉第十》《脉经卷第三·肾膀胱部第五》并同。《难经校注》："《太平圣惠方·骨极方论》作'肾'。……作'肾'是，据改。"

[3]《外台卷十六·骨极论》引扁鹊曰"温于"作"濡滑"。

[4]《灵枢·经脉第十》《脉经卷第三·肾膀胱部第五》《甲乙经卷二·十二经脉络脉支别第一上》"温于骨髓"并作"濡骨髓者也"。

[5]《灵枢·经脉第十》"故骨髓不温，即肉不着骨"作"故骨不濡，则肉不能著也"，《脉经卷第三·肾膀胱部第五》《甲乙经卷二·十二经脉络脉支别第一上》作"故骨不濡，则肉不能著骨也"。

[6] 肉濡而却：按，"却"当作"郤"。俗书"卻"与"郤"同形，故有此误。郤，疲羸；瘦弱无力。王念孙《读书杂志·战国策（赵策四）》："'而恐太后之玉体有所郤（一本作郤）也'……郤字本作卻，读如烦劇之劇，谓疲羸也。"下"肉濡而却"之"却"同。《灵枢·经脉第十》"即肉濡而却"作"则肉软却"，《脉经卷第三·肾膀胱部第五》《甲乙经卷二·十二经脉络脉支别第一上》作"则肉濡而却"。

[7]《灵枢·经脉第十》"肉濡而却，故齿长而枯，发无润泽"作"肉软却，故齿长而垢，发无泽"。《脉经卷第三·肾膀胱部第五》作"肉濡而却，故齿长而垢，发无泽"。《甲乙经卷二·十二经脉络脉支别第一上》作"肉濡而却，故齿长而垢，发无润泽"。

[8]《句解》《本义》《集览》《评林》《阐注》"者"上重"无润泽"，《灵枢·经脉第十》《脉经卷第三·肾膀胱部第五》亦有"发无泽"。

《甲乙经卷二·十二经脉络脉支别第一上》亦有"无润泽者"。据上下文例，重"无润泽"义长，据补。

[9]《灵枢·经脉第十》《脉经卷第三·肾膀胱部第五》《甲乙经卷二·十二经脉络脉支别第一上》作"戊笃己死，土胜水也"。

[10]《句解》《本义》《集览》《脉经卷第三·脾胃部第三》"荣"作"营"。

[11]《灵枢·经脉第十》作"足太阴气绝者，则脉不荣肌肉"。

[12]《灵枢·经脉第十》"口唇"作"唇舌"。

[13]《句解》《本义》《集览》"荣"作"营"。

[14]《灵枢·经脉第十》"则肌肉不滑泽"作"则肌肉软"，《脉经卷第三·脾胃部第三》"脉不荣，则肌肉不滑泽"作"脉不营，则肌肉濡"。

[15]《灵枢·经脉第十》"肌肉不滑泽，则肉满"作"肌肉软，则舌萎、人中满"，《脉经卷第三·脾胃部第三》作"肌肉濡，则人中满"。

[16]《灵枢·经脉第十》《脉经卷第三·脾胃部第三》"肉满"作"人中满"。

[17]《灵枢·经脉第十》《脉经卷第三·脾胃部第三》"唇反，则肉先死"作"唇反者，肉先死"。

[18]《灵枢·经脉第十》《脉经卷第三·脾胃部第三》作"甲笃乙死，木胜土也"。

[19] 即筋缩：《集览》《阐注》《脉经卷第三·肝胆部第一》"即"作"则"。《灵枢·经脉第十》作"则筋绝"。《甲乙经卷二·第一》"缩"作"弛"。

[20]《灵枢·经脉第十》《甲乙经卷二·第一》无"引卵与舌卷"。《脉经卷第三·肝胆部第一》《千金方卷十一·第四》《外台卷十六·筋极论》并无"卷"。濯缨堂本"卷"外加"囗"，盖示当删。

[21]《阐注》《灵枢·经脉第十》"器"作"气"。"气"读若"器"。

[22]《灵枢·经脉第十》"而络于舌本"作"而脉络于舌本也"，《脉经卷第三·肝胆部第一》作"而脉络于舌本"。

[23]《句解》《本义》《集览》"荣"作"营"。

[24]《集览》《评林》《阐注》"则"作"即"。

[25]《灵枢·经脉第十》"故脉不荣，则筋缩急"作"故脉弗荣，则筋急"。《脉经卷第三·肝胆部第一》作"故脉弗营，则筋缩急"。

[26]《句解》、《本义》、《集览》、濯缨堂本、守山阁本、《评林》、《阐注》"筋缩急"下并重"筋缩急"。据上下文例，重"筋缩急"义长，据补。

[27]《句解》无"引"。

[28]《评林》"舌"下有"卷"。

[29]《佚存》"筋"误作"觔"。

[30]《灵枢·经脉第十》此句作"筋急，则引舌与卵，故唇青舌卷卵缩，则筋先死"。《脉经卷第三·肝胆部第一》作"筋缩急，则引舌与卵。故唇青舌卷卵缩，则筋先死"。

[31]《灵枢·经脉第十》《脉经卷第三·肝胆部第一》作"庚笃辛死，金胜木也"。

[32]"筋缩急"三字盖校补之文而置于句末者，当入上"筋缩急"句下。《句解》、《本义》、《集览》、濯缨堂本、《评林》、《阐注》并无，兹改入上"筋缩急"句下。

[33]《集览》《阐注》《灵枢·经脉第十》《脉经卷第三·肺大肠部第四》"即"作"则"。

[34]《灵枢·经脉第十》此句作"太阴者，行气，温于皮毛者也"。《脉经卷第三·肺大肠部第四》作"太阴者，行行，温皮毛者也"。

[35]《句解》《本义》《集览》"荣"作"营"。《灵枢·经脉第十》"气弗荣"作"故气不荣"。《脉经卷第三·肺大肠部第四》作"气弗营"。

[36]《句解》《阐注》"即"作"则"。

[37]《甲乙经卷二·十二经脉络脉支别第一上》"即皮节伤"作"则皮节著"。下"皮节伤"之"伤"亦作"著"，不复出校。

[38] 皮毛焦，则津液去；津液去，即皮节伤；皮节伤，则皮枯毛折：《灵枢·经脉第十》作"皮毛焦，则津液去皮节；津液去皮节者，则爪枯毛折"。《脉经卷第三·肺大肠部第四》作"皮毛焦，则津液去；津液去，则皮节伤；皮节伤者，则爪枯毛折"。《甲乙经卷二·十二经脉络脉支别第一上》《外台卷十六·气极论》"皮枯"并作"爪枯"。

[39]《脉经卷第三·肺大肠部第四》作"毛折者，则气先死"（原校："气字一作毛"）。

[40]《灵枢·经脉第十》《脉经卷第三·肺大肠部第四》作"丙笃丁死，火胜金也"。

[41]《脉经卷第三·心小肠部第二》"则脉不通"下有"少阴者，心脉也。心者，脉之合也"十二字。

[42]《灵枢·经脉第十》《脉经卷第三·心小肠部第二》"则色泽去"作"则发色不泽"。

[43]《本义》"面"下有"色"。

[44] 梨：读若"黧"。《本义》《集览》《评林》《阐注》并作"黧"。

[45]《灵枢·经脉第十》《脉经卷第三·心小肠部第二》"故面黑如梨，此血先死"作"故其面黑如漆柴者，血先死"。

[46]《灵枢·经脉第十》《脉经卷第三·心小肠部第二》作"壬笃癸死，水胜火也"。

[47]《甲乙经卷二·十二经脉络脉支别第一上》《千金方卷十九·第四》《外台卷十六·精极论》"三"并作"五"。

[48]《甲乙经卷二·十二经脉络脉支别第一上》无"气"。

[49]《句解》《集览》《评林》《阐注》无"者"。

[50]《灵枢·经脉第十》《甲乙经卷二·十二经脉络脉支别第一上》《千金方卷十九·第四》《外台卷十六·精极论》"目眩"并作"目系"。

[51]《灵枢·经脉第十》《甲乙经卷二·十二经脉络脉支别第一上》

"目瞑"作"转则目运"。《千金方卷十九·第四》《外台卷十六·精极论》并作"转则目精夺"。

[52]《句解》"瞑"作"眩"。

[53] 自"三阴气俱绝者"至"死即目瞑也"，《灵枢·经脉第十》作"五阴气俱绝，则目系转，转则目运，目运者，为志先死，志先死，则远一日半死矣"。自"为失志"至"死即目瞑"，《千金方卷十九·第四》《外台卷十六·精极论》并作"为志先死，远至一日半日"。

[54]《句解》《集览》《阐注》无"者"。

[55]《集览》"则"作"即"。

[56]《灵枢·经脉第十》《甲乙经卷二·十二经脉络脉支别第一上》"泄"上有"发"。

[57]《句解》"大如贯珠"作"汗如贯珠"。

[58]《句解》"夕占旦死"下有"此之谓也"。

[59] 自"六阳气俱绝者"至"夕占旦死"，《灵枢·经脉第十》："六阳气绝，则阴与阳相离，离则腠理发泄，绝汗乃出，故旦占夕死，夕占旦死。"

二十五难

二十五难曰：有十二经。五藏、六府[1]，十一耳。其一经者，何等经也？

然。一经者，手少阴与心主别脉也[2]。心主与三焦为表里，俱有名而无形。故言经有十二也。

【校注】

[1] 五藏、六府：《集览》《评林》"藏"作"脏"，"府"作"腑"。

[2] 按，手心主脉的建立，盖与王莽改制，尊崇《周礼》及"十二"之数有关。其间，曾经有一个过渡阶段，即手少阴与手心主共一条经脉。手少阴心在外的经输被称为手心主。参《灵枢·邪客第七十一》："黄帝曰：手少阴之脉独无腧，何也？歧伯曰：少阴，心脉也，心者，五藏六府之大主也，精神之所舍也，其藏坚固，邪弗能客也。客之则心伤，心伤则神去，神去则死矣。故诸邪之在于心者，皆在于心之包络。包络者，心主之脉也。故独无腧焉。黄帝曰：少阴独无腧者，不病乎？歧伯曰：其外经病而藏不病，故独取其经于掌后锐骨之端。其馀脉出入屈折，其行之徐疾，皆如手少阴心主之脉行也。"

二十六难

二十六难曰：经有十二，络有十五，馀三络者，是何等络也？

然。有阳络，有阴络，有脾之大络。阳络者，阳跷之络也；阴络者，阴跷之络也。故络有十五焉。

二十七难

二十七难曰：脉有奇经[1]八脉者[2]，不拘于十二经。何谓[3]也[4]？

然。有阳维，有阴维，有阳跷，有阴跷[5]，有冲，有督，有任，有带之脉。凡此八脉[6]者，皆不拘于经[7]，故曰[8]奇经八脉也。

经有十二，络有十五，凡二十七，气相随上下，何独不拘于经也[9]？

然。圣人图设沟渠，通利水道，以备不然[10]。天雨降下，沟渠溢满[11]。当此之时，霶霈妄行[12]，圣人不能复图也。此络脉满溢[13]，诸经不能复拘也。

【校注】

[1] 虞庶注："谓此八脉不系正经，阴阳无表里配合，别道奇行，故曰奇（jī）经也。"

[2]《句解》无"者"。

[3]《本义》无"谓"。

[4]《脉经卷第二·平奇经八脉病第四》作"脉有奇经八脉者，何谓也"。

[5] 有阳维，有阴维，有阳跷，有阴跷：《脉经卷第二·平奇经八脉病第四》作"有阳维阴维，有阳跷阴跷"。

[6]《史记卷一百五·扁鹊仓公列传第四十五》："受其《脉书》《上下经》《五色诊》《奇咳》"下《正义》引《八十一难》无"脉"字。

[7] 皆不拘于经：《集览》作"皆不拘于十二经"。

[8]《史记正义》引"八十一难""曰"作"云"。

[9]《句解》无"也"。

[10]《脉经卷第二·平奇经八脉病第四》"不然"作"不虞"。

[11]《句解》《集览》《评林》"溢满"作"满溢"。

[12]《本义》"行"作"作"。《脉经卷第二·平奇经八脉病第四》"霶霈妄行"在"当此之时"上。

[13]《脉经卷第二·平奇经八脉病第四》"满溢"作"流溢"。

二十八难

二十八难曰：其[1]奇经八脉者，既不拘于十二经，皆何起何继[2]也？

然。督脉者，起于下极之俞，并于脊里，上至风府，入属于脑[3]。

任脉者，起于中极之下，以上毛际[4]，循腹里，上关元，至喉咽[5]。

冲脉者，起于气冲，并足阳明[6]之经，夹齐[7]上行，至胸中而散也[8]。

带脉者，起于季胁[9]，回身一周[10]。

阳跷脉者，起于跟中，循外踝上行，入风池[11]。

阴跷脉者，亦起于跟中，循内踝上行，至咽喉[12]，交贯冲脉[13]。

阳维、阴维者，维络于身，溢畜，不能环流灌溉[14]诸经者也[15]。故阳维起于诸阳会也[16]，阴维起于诸阴交也[17]。

比于[18]圣人图设沟渠，沟渠满溢，流于深湖，故圣人不能拘通也。而人脉隆盛[19]，入于八脉而不环[20]周[21]，故十二经亦不能拘之[22]。其受邪气，畜则肿热，砭射之也。

【校注】

[1]《脉经卷第二·平奇经八脉病第四》无"其"。

[2] 何起何继：《句解》"起"作"始"。《脉经卷第二·平奇经八脉病第四》"继"作"系"。

[3]《集览》、《佚存》、守山阁本并无"属"。《脉经卷第二·平奇经八脉病第四》作"督脉者，起于下极之输，并于脊里，循背上，至风府"。《太素卷第十经脉之三·督脉》杨注引《八十一难》作"起下极之输，并脊上行，至于风府"。并无"入属于脑"。

[4] 以上毛际：《集览》《评林》《阐注》作"以上至毛际"。

[5]《集览》、守山阁本、《评林》、《阐注》"喉咽"作"咽喉"，《阐注》下有"上颐，循面，入目络舌"。《脉经卷第二·平奇经八脉病第四》作"任脉者，起于胞门子户，夹脐上行，至胸中"。《太素卷第十经脉之三·任脉》杨注："皇甫谧录《素问》经：任脉起于中极之下，以上毛际，循腹里，上关元，至咽喉。吕广所注《八十一难》本言任脉与皇甫谧所录文同。检《素问》无此文，唯《八十一难》有前所说。""又吕广所注《八十一难》本云：任脉起于胞门子户，侠齐上行，至胷中。"

[6]《甲乙经卷二·第二》"足阳明"作"足少阴"。

[7]《本义》《集览》《评林》《阐注》"齐"作"脐"。

[8]《阐注》无"也"。《脉经卷第二·平奇经八脉病第四》作"冲脉者，起于关元，循腹里直上，至咽喉中"。《太素卷第十经脉之三·冲脉》杨注："《素问》：冲脉起于关元，随腹直上。""吕广注《八十一难》本云：冲脉起于关元，随腹里直上，至咽喉中。""皇甫谧录《素问》云：冲脉起于气街，并阳明之经侠齐上行，至胷中而散。此是八十一难说，捡《素问》无文，或可出于别本。"

[9]《脉经卷第二·平奇经八脉病第四》"胁"作"肋"。

[10] 回身一周：《句解》作"回周一身"。《太素卷第十经脉之三·带脉》杨注引《八十一难》作"带脉起于季肋，为回身一周"。

[11]《脉经卷第二·平奇经八脉病第四》作"阳跷者，起于跟中，循外踝而上行，入风池"。

[12] 至咽喉：《甲乙经卷二·第二》引《难经》作"入喉咙"。

[13]《脉经卷第二·平奇经八脉病第四》作"阴跷者，亦起于跟

中，循内踝而上行，至咽喉，交贯冲脉"。《太素卷第十经脉之三·阴阳乔脉》杨注引《八十一难》云："阴阳二乔皆起跟中，上行。阴乔至咽，交灌冲脉；阳乔入于风池。"

[14]《阐注》"溉"作"溢"。

[15]《太素卷第十经脉之三·阴阳维脉》杨注引《八十一难》作"阳维、阴维，绮络于身，溢畜，不能环流溉灌诸经，血脉隆盛，溢入八脉而不还也"。

[16]《集览》《阐注》无"也"。《太素卷第十经脉之三·阴阳维脉》杨注引《八十一难》作"阳维起于诸阳之会"。

[17]《脉经卷第二·平奇经八脉病第四》作"阳维者，起于诸阳之会；阴维者，起于诸阴之交。阳维阴维者，维络于身，溢畜，不能环流溉灌诸经者也。"《太素卷第十经脉之三·阴阳维脉》杨注引《八十一难》作"阴维起于诸阴之交"。

[18]《句解》无"比于"。

[19]《佚存》"盛"误作"圣"。

[20]《集览》《评林》"环"作"还"。

[21]《太素卷第十经脉之三·阴阳维脉》杨注引《八十一难》作"血脉隆盛，溢入八脉而不还也"。

[22] 按，窃疑自"比于圣人图设沟渠"至"故十二经亦不能拘之"一节为《二十八难》最后一段的旁注而误置此篇之后。

二十九难

二十九难曰：奇经之为病，何如？

然。阳维维于阳，阴维维于阴，阴阳不能自[1]相维，则[2]怅然失志，溶溶[3]不能自收持[4]。阴跷为病，阳缓而阴急；阳跷为病，阴缓而阳急；冲之为病，逆气而里急；督之为病，脊强而厥；任之为病，其内苦结，男子为七疝，女子为瘕聚[5]；带之为病，腹满，腰溶溶若坐水中[6]。阳维为病，苦寒热；阴维为病，苦心痛[7]。此奇经八脉之为病也。

【校注】

[1]《句解》《脉经卷第二·平奇经八脉病第四》《甲乙经卷二·第二》引《难经》《太素》杨注引《八十一难》并无"自"。

[2]《脉经卷第二·平奇经八脉病第四》无"则"。

[3] 滑寿注："溶溶，无力貌。"《脉经卷第二·平奇经八脉病第四》"溶溶"作"容容"。

[4]《太素卷第十经脉之三·阴阳维脉》杨注引《八十一难》"溶溶不能自收持"作"不能自掎"。

[5] 男子为七疝，女子为瘕聚：《阐注》作"男子七疝，女子瘕聚"。

[6]《脉经卷第二·平奇经八脉病第四》作"带之为病，苦腹满，腰容容若坐水中状"。

[7] 阳维为病苦寒热，阴维为病苦心痛：《本义》《集览》《评林》《脉经卷第二·平奇经八脉病第四》二句在上"阴跷为病，阳缓而阴急"句前。《难经校注》据以改置于"阴跷为病，阳缓而阴急"句前。

三十难

三十难曰：荣气之行，常与卫气相随不？

然。经言：人受气于谷。谷入于胃，乃传与 [1] 五藏六府 [2]，五藏六府皆受于气 [3]。其清者为荣，浊者为卫。荣行脉中，卫行脉外 [4]。荣 [5] 周不息，五十而复大会 [6]。阴阳相 [7] 贯，如环之 [8] 无端。故知荣卫相随 [9] 也。

【校注】

[1]《阐注》"与"作"于"。

[2] 乃传与五藏六府：《灵枢·营卫生会第十八》作"以传与肺。"《集览》"藏"作"脏"，"府"作"腑"。下"五藏六府"同。《评林》"府"作"腑"。下"六府"同。

[3] 五藏六府皆受于气：《灵枢·营卫生会第十八》作"五藏六府皆以受气"。

[4] 荣行脉中，卫行脉外：《灵枢·营卫生会第十八》作"营在脉中，卫在脉外"。

[5]《句解》《本义》《集览》《阐注》"荣"作"营"。

[6] 荣周不息，五十而复大会：《灵枢·营卫生会第十八》作"营周不休，五十度而复大会"。

[7]《阐注》"相"作"利"，盖误。

[8]《句解》《集览》《灵枢·营卫生会第十八》无"之"。

[9]《句解》"随"作"从"。

三十一难

三十一难曰：三焦者，何禀？何（生）[主][1]？何始？何终？其治常在何许？可晓以不？

然。三焦[2]者，水谷之道路，气之所终始也。上焦者，在心下，下膈[3]，在胃上口，主内而不出；其治在膻中（玉堂下一寸六分，直两乳间陷者是[4]）。中焦者，在胃中脘，不上不下，主腐熟水谷；其治在齐傍[5]。下焦者[6]，当膀胱上口，主分别清浊，主出而不内，以传导[7]也；其治在齐[8]下一寸。故名曰三焦[9]。其府在气街[10]（一本曰冲[11]）。

【校注】

[1]《难经校注》谓"生"为"主"之误，云："据下文答辞'主内而不出''主腐熟水谷''主出而不内'，以作'主'为是。'生''主'形近而误。今改正。"从改。

[2] 综合《黄帝内经》所述，三焦分为上、中、下，是营卫、水液通行的道路，既能泌、注、渗、溉，又能蒸、化、通行营卫。三焦有纵横的纹理。考三焦之"焦"盖得名于"巢"。"焦""巢"古音相同，故从"焦"、从"巢"得声之字往往互作、通用（参《古字通假会典》"巢字声系"）。"巢"孳乳为"罺"（chāo）。《玉篇·网部》："罺，今之撩（捞）罟（网）也。"又孳乳为"㵿"。《说文·水部》："㵿（jiǎo），醮酒也。一曰浚也。""㵿"（过滤）与"泌（滗）"义同。"一曰浚"（疏

通水道），与"决渎"义同。"巢"是一层一层材料纵横缠束而成的，成语"未雨绸缪"，绸，缠束。缪，丝千累。缠束之材料有纹理而纵横交错，层层累束。缫，是绎茧出丝，是"绸缪"的反向动作。三焦即三巢，其状有空腔如巢，构成空腔的组织是由一层层有纹理的组织纵横交错而成的，层层叠叠，组织间有网状间隙。三焦组织有纹理，纹理之间有间隙，可以泌、注、渗、溉，又能蒸、化、通行、气液。其中，上焦如雾，主行气。中焦如沤，主泌别清浊。下焦如渎，主渗泄糟粕。

[3]《句解》《本义》《评林》"膈"作"鬲"。"鬲""膈"古今字。

[4] 玉堂下一寸六分，直两乳间陷者是：《阐注》"陷"下有"下"字。按，据上下文例，此十四字盖注文小字而衍为正文大字者，据文例删之。

[5] 其治在齐傍：《佚存》"在"误作"有"。《集览》《评林》《阐注》"齐"作"脐"。

[6]《集览》《评林》《阐注》《史记卷一百五·扁鹊仓公列传第四十五》《正义》引《八十一难》"下焦者"下有"在脐下"三字。《难经校注》据此补"在齐下"三字。

[7]《本义》《集览》"导"作"道"。

[8]《句解》《本义》《集览》《评林》《阐注》"齐"作"脐"。

[9] 其治在齐下一寸，故名曰三焦：按，《素问》《灵枢》等经典中的"三焦"有二义：一为上、中、下三焦，一为第三焦，即下焦。《史记卷一百五·扁鹊仓公列传第四十五》："夫以阳入阴中，动胃，缠缘，中经维络，别，下于三焦膀胱。"此"三焦"是后者，即下焦。

[10]《集览》"气街"作"气冲"。

[11] 一本曰冲：《评林》《阐注》无此四字。《本义》作夹注，云："一本作冲。"据改为小字夹注。《句解》"曰"作"云"。

三十二难

三十二难曰：五藏[1]俱等，而心肺独在膈[2]上者，何也？

然。心者，血；肺者，气。血为荣，气为卫，相随上下，谓之荣卫，通行经络，营[3]周于外[4]，故令心肺在膈[5]上也。

【校注】

[1]《集览》"藏"作"脏"。

[2]《句解》《本义》《评林》"膈"作"鬲"。

[3]《评林》《阐注》"营"作"荣"。

[4]《句解》"外"作"身"。

[5]《句解》《本义》《评林》"膈"作"鬲"。

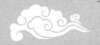

三十三难

三十三难曰：肝，青，象木；肺，白，象金。肝得水而沉，木得水而浮；肺得水而浮，金得水而沉。其意何也？

然。肝者，非为纯木也，乙角也，庚之柔。大言阴与阳，小言夫与妇。释其微阳，而吸其微阴之气，其意乐金；又行阴道多，故令[1]肝得水而沉也。肺者，非为纯金也，辛商也，丙之柔。大言阴与阳，小言夫与妇。释其微阴，婚而就火，其意乐火，又行阳道多，故令[2]肺得水而浮也。

肺熟而复沉，肝熟而复浮者，何也？故知辛当归庚，乙当归甲也[3]。

【校注】

[1]《句解》无"令"。

[2]《阐注》无"令"。

[3] 故知辛当归庚，乙当归甲也：二句上疑有脱文。

三十四难

三十四难曰：五藏[1]各有声、色、臭、味[2]，可晓知以不[3]？

然。《十变》言：肝，色青；其臭，臊；其味，酸；其声，呼；其液，泣。心，色赤；其臭，焦；其味，苦；其声，言；其液，汗。脾，色黄；其臭，香；其味，甘；其声，歌；其液，涎。肺，色白；其臭，腥；其味，辛；其声，哭；其液，涕。肾，色黑；其臭，腐；其味，咸；其声，呻；其液，唾。是五藏[4]声、色、臭、味也。

五藏[5]有七神，各何所藏耶？

然。藏[6]者，人之神气所舍藏也。故肝藏魂，肺藏魄[7]，心藏神，脾[8]藏意与智，肾藏精与志也。

【校注】

[1]《集览》"藏"作"脏"。

[2] 滑寿《难经本义》云："此五藏之用，'声、色、臭、味'下欠'液'字。《难经校注》据补'液'。

[3] 可晓知以不：《本义》《集览》《评林》《阐注》"可晓"上并有"皆"。《阐注》"知"作"之"。

[4]《集览》"藏"作"脏"。

[5]《集览》《评林》"藏"作"脏"。

[6]《评林》"藏"作"脏"。

[7]《佚存》"魄"误作"魂"。

[8]《评林》"脾"误作"胆"。

三十五难

三十五难曰：五藏[1]各有所，府[2]皆相近，而心、肺独去大肠、小肠远者，何谓也[3]？

[然][4]。经言：心荣[5]、肺卫，通行阳气，故居在[6]上；大肠、小肠，传阴气而下，故居在下[7]。所以相去而远也。

又，诸府[8]者，皆阳也，清净之处。今大肠、小肠、胃与膀胱皆受不净，其意何也？

然。诸府者谓[9]是[10]，非也。经言：小肠者，受盛之府也。大肠者，传写[11]行道之府也。胆者，清净之府也。胃者，水谷之府也。膀胱者，津液之府也。一府犹无两名，故知非也。

小肠者，心之府；大肠者，肺之府；胃者，脾之府；胆者，肝之府[12]；膀胱者，肾之府。

小肠谓赤肠，大[13]肠谓白肠，胆者谓青肠，胃者谓黄肠，膀胱者[14]谓黑肠，下焦[15]所治也。

【校注】

[1]《集览》《评林》"藏"作"脏"。

[2]《集览》《评林》"府"作"腑"。

[3]《句解》"远者"下有"扁者"，"何谓也"作"何也"。《本义》《集览》"何谓也"亦作"何也"，无"谓"。

[4] 然：据《本义》《阐注》补。

[5]《评林》"荣"作"营"。

[6]《佚存》、濯缨堂本"在"误作"有"。

[7] 故居在下：《评林》无此四字。

[8]《集览》《评林》"府"作"腑"。下诸"府"字并同，不复出校。

[9]《集览》"谓"作"为"。

[10]《阐注》"是"下有"名"。

[11]《集览》、《佚存》、濯缨堂本、守山阁本、《评林》、《阐注》"写"作"泻"。"写""泻"古今字。

[12] 胃者，脾之府；胆者，肝之府：《本义》《阐注》作"胆者，肝之府；胃者，脾之府"。

[13] 濯缨堂本"大"作"太"。

[14]《阐注》无"者"。

[15]《本义》《集览》"下焦"下有"之"。

三十六难

三十六难曰：藏[1]各有一耳。肾独有两者，何也？

然。肾两者，非皆肾也。其左者为肾，右者为命门[2]。命门者，诸[3]神精[4]之所舍，原气之所系也，男子以藏精[5]，女子以系胞。故知肾有一[6]也。

【校注】

[1]《集览》《评林》"藏"作"脏"。

[2]命门："命门"一词盖本乎道教。道教奉《道德经》为经典。《老子》第一章："无，名天地之始；有，名万物之母。……此两者，同出而异名，同谓之玄。玄之又玄，众妙之门。""众妙之门"，是天地万物化生之门。《灵枢·经别第十一》："人之合于天道。"在人，即为"命门"。《史记卷二十七·天官书第五》："中宫天极星，其一明者，太一常居也。……斗为帝车，运于中央，临制四乡，分阴阳，建四时，均五行，移节度，定诸纪，皆系于斗。"反映在式盘上，中央的太一控制北斗，推动并控制天地一切有节律的运动变化。这个推动力，称"元气"或"原气"，又称"神明"。徐坚《初学记卷二十六服食部·冠第一》引《春秋合诚图》曰："天皇太帝，北辰星也，含元秉阳，舒精吐光，居紫宫中，制御四方。"《太平御览卷第一·天部》"元气"引《家语》曰："夫礼必本于太一，太一分为天地，转为阴阳，变为四时，列为鬼神。"注："太一，谓元气也。"这个"太一"，相当于《老子》

的"道"，就是"命门"所在。据此，"命门"的位置，当在人体的中央，道教经典里或谓在"脐后三寸"，或谓在"脐下三寸"。按，《说文》："下，底也"，"脐下三寸"即"脐底三寸"，亦即"脐后三寸"，是人体的正中央。

[3]《阐注》"诸"作"谓"。

[4] 神精：谓推动生命活动有节律运行的正气。又称"神气""精气""精""神""精神"。《灵枢·九针十二原第一》："所言节者，神气之所游行出入也，非皮肉筋骨也。""神气"同义连用，就是"气"。《史记卷一百五·扁鹊仓公列传第四十五》："太子病血气不时，交错而不得泄，暴发于外，则为中害。精神不能止邪气，邪气畜积而不得泄，是以阳缓而阴急，故暴厥而死。""精神"与"邪气"对言。《素问·生气通天论篇第三》："阴平阳秘，精神乃治；阴阳离决，精气乃绝。""精神"与"精气"互文同义。

[5]《句解》《佚存》、濯缨堂本、守山阁本、《评林》、《阐注》"男子以藏精"上有"故"。

[6]《评林》《阐注》"一"作"二"。

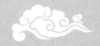

三十七难

三十七难曰：五藏 [1] 之气，于何发起，通于何许，可晓以不？

然。五藏者，当上关于（九）[七] 窍也 [2]。故肺气通于鼻，鼻和，则知香臭矣 [3]；肝气通于目，目和，则知白黑矣 [4]；脾气通于口，口和，则知谷味矣 [5]；心气通于舌，舌和，则知五味矣 [6]；肾气通于耳，耳和，则知五音矣 [7]。五藏不和，则（九）[七] 窍不通 [8]。六府 [9] 不和，则留结为痈 [10]。

邪在六府 [11]，则阳脉不和；阳脉不和，则气留之；气留之，则阳脉盛矣。邪在五藏，则阴脉不和 [12]；阴脉不和 [13]，则血留之；血留之，则阴脉盛矣。阴气太盛，则阳气不得相 [14] 营 [15] 也，故曰（格）[关] [16]；阳气太盛，则阴气不得相 [17] 营 [18] 也，故曰（关）[格] [19]。阴阳俱盛，不得相营也 [20]，故曰关格 [21]。关格者 [22]，不得尽其命而死矣 [23]。

经言气独行于五藏、不营 [24] 于六府者，何也？

然。气 [25] 之所 [26] 行也 [27]，如水之流，不得息也。故阴脉营 [28] 于五藏，阳脉营于六府，如环之 [29] 无端，莫知其纪，终而复始，其 [30] 不覆溢。人气内温于藏府，外濡 [31] 于腠理。

【校注】

[1]《集览》《评林》"藏"作"脏"。下"五藏"之"藏"同，不复出校。

[2] 五藏者，当上关于九窍也：《灵枢·脉度第十七》作"五藏常内阅于上七窍也。"据改。下"九窍"同。说详后。

[3]《灵枢·脉度第十七》作"肺和，则鼻能知臭香矣"。

[4] 目和，则知白黑矣：《评林》《阐注》"白黑"作"黑白"。《灵枢·脉度第十七》作"肝和，则目能辨五色矣"。

[5]《灵枢·脉度第十七》作"脾和，则口能知五谷矣"。

[6]《灵枢·脉度第十七》作"心和，则舌能知五味矣"。

[7]《灵枢·脉度第十七》作"肾和，则耳能闻五音矣"。《集览》《评林》《阐注》此句下有"三焦之气通于喉，喉和，则声鸣矣"十三字。

[8]《灵枢·脉度第十七》作"五藏不和，则七窍不通。"据改。

[9]《集览》"府"作"腑"。下"六府"之"府"同，不复出校。

[10] 则留结为痈：《阐注》"痈"作"聚"。《灵枢·脉度第十七》作"则留为痈。"

[11]《灵枢·脉度第十七》作"故邪在府"。

[12] 邪在五藏，则阴脉不和：《灵枢·脉度第十七》作"阳气大盛，则阴不利"。

[13]《灵枢·脉度第十七》"和"作"利"。

[14]《句解》《灵枢·脉度第十七》无"相"。

[15]《阐注》《灵枢·脉度第十七》"营"作"荣"。

[16]《灵枢·脉度第十七》："阴气大盛，则阳气不能荣也，故曰关。"《阐注》"格"亦作"关"。据改。《句解》"格"作"隔"。

[17]《句解》无"相"。

[18]《阐注》"营"作"荣"。

[19]《灵枢·脉度第十七》："阳气大盛，则阴气弗能荣也，故曰格。"《阐注》"关"亦作"格"。据改。

[20] 不得相营也：《阐注》"营"作"荣"。《灵枢·脉度第十七》作"不得相荣"。

[21]《句解》"格"作"隔"。

[22]《评林》《阐注》无"者"。

[23]《灵枢·脉度第十七》作"不得尽期而死也"。《句解》无"关格者，不得尽其命而死矣"。

[24]《阐注》"营"作"荣"。

[25]《本义》《集览》《评林》"气"上有"夫"。

[26]《集览》《评林》《阐注》无"所"。

[27]《集览》《阐注》无"也"。

[28]《阐注》"营"作"荣"。下"阳脉营于六府"之"营"同，不复出校。

[29]《本义》《集览》《评林》《阐注》无"之"。

[30]《集览》《评林》《阐注》"其"作"而"。

[31]《句解》"濡"作"溢"。

三十八难

三十八难曰：藏[1]唯[2]有五，府[3]独有六者，何也？

然。所以府[4]有六者，谓三焦也。有原气之别焉，主持诸气，有名而无形，其经属手少阳。此外府[5]也，故言府有六焉。

【校注】

[1]《集览》《评林》"藏"作"脏"。

[2]《集览》《评林》《阐注》"唯"作"惟"。

[3]《集览》《评林》"府"作"腑"。

[4]《集览》《评林》《阐注》"府"作"腑"。

[5]《集览》《评林》"府"作"腑"。下句之"故言府有六焉"之"府"同，不复出校。

三十九难

三十九难曰：经言府[1]有五、藏[2]有六者，何也？

然。六府者，正[3]有五府也。然[4]五藏亦有六（藏）[5]者，谓肾有两藏也。其左为肾，右为命门。命门者，谓[6]精神之所舍也；男子以藏精，女子以系胞，其气与肾通，故言藏有六也。

府有五[7]者，何也？

然。五藏各一府[8]，三焦亦是一府，然不属于五藏，故言府[9]有五焉。

【校注】

[1]《集览》"府"作"腑"。下同，不复出校。

[2]《集览》"藏"作"脏"。下同，不复出校。

[3]《评林》《阐注》"正"作"止"。按，汪启明《先秦两汉齐语研究》指出："'齐人言殷声如衣'的'阴—阳'现象，初期是真、文、元、耕这几部齐语中相混的字与之、脂、支、微这几部的字相混改读。"（161页）罗常培《唐五代西北方音》：梗摄之字在唐五代西北方音里多脱去后鼻音。则"正"在当时盖读与支部的"只"同。

[4]《本义》《评林》无"然"。

[5]藏：《太素卷第十一输穴·本输》杨注引《八十一难》无"藏"。据删。

[6]《本义》无"谓"。

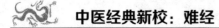

[7] 府有五：《评林》作"府有六"。

[8]《句解》《集览》"府"作"腑"。

[9]《句解》《集览》"府"作"腑"。

四十难

　　四十难曰：经言：肝主色，心主臭，脾主味，肺主声，肾主液。鼻者，肺之候，而反知香臭；耳者，肾之候，而反闻声。其意何也？

　　然。肺者，西方，金也。金生于巳。巳者，南方，火也[1]；火者，心。心主臭，故令鼻知香臭。肾者，北方，水也。水生于申。申者，西方，金；金者，肺。肺主声，故令耳闻声。

【校注】

[1]《句解》无"也"。

四十一难

四十一难曰：肝独有两叶，以何应也？

然。肝者，东方，木也；木者，春也。万物[1]始生，其尚幼小，意无所亲，去太阴尚近，离太阳不远[2]，犹有两心，故[3]有两叶，亦应木叶也。

【校注】

[1]《阐注》"万物"下有"之"。

[2]去太阴尚近，离太阳不远：按，《汉书卷二十一上·律历志第一上》："以阴阳言之，太阴者北方，……於时为冬。……太阳者南方，……於时为夏。……少阴者西方，……於时为秋。……少阳者东方，……於时为春。……中央者，阴阳之内，四方之中，经纬通达，乃能端直於时，为四季。"肝为阳中之少阳，在北方、南方之间，故曰"去太阴尚近，离太阳不远"。

[3]《评林》《阐注》"故"下有"令"。

四十二难

四十二难曰：人肠胃长短、受水谷多少，各几何？

然。胃大一尺五寸，径五寸，长二尺六寸，横屈受水谷三斗五升，其中常留谷[1]二斗，水一斗五升[2]。小肠大二寸半，径八分分之少半，长三丈二尺，受谷二斗四升，水六升三[3]合合之太[4]半。回肠大四寸，径一寸[寸之少]半[5]，长二丈一尺，受谷一斗，水七升半。广肠大八寸[6]，径二寸[寸之大]半[7]，长二尺八寸，受谷九升三合八分合之一。故肠胃凡长[8]五丈八尺四寸，合受水谷八斗七升六合八分合之一[9]。此肠胃长短，受水谷之数也[10]。

肝重四斤四两[11]，左三叶，右四叶，凡七叶，主藏魂。心重十二两[12]，中有七孔三毛，盛精汁三合，主藏神。脾重二斤三两，扁广三寸，长五寸，有散膏半斤，主裹血，温五藏[13]，主藏意。肺重三斤三两[14]，六叶两耳，凡八叶，主藏魄。肾有两枚，重一斤一两[15]，主藏志。

胆在肝之短叶间[16]，重三两三铢，盛精汁三合。胃重二斤二两[17]，纡曲屈伸，长二尺六寸，大一尺五寸，径五寸，盛谷二斗，水一斗五升[18]。小肠重二斤十四两，长三丈二尺，广二寸半，径八分分之少半[19]，左回叠积十六曲[20]，盛谷二斗四升[21]，水六升三合合之大[22]半[23]。大肠重二斤[24]十二两，长二丈一尺，广四寸，径一寸[之少半][25]，当齐[26]右回[27]十六曲，盛谷一斗，水七升半[28]。膀胱[29]重九两二铢，纵广九寸，盛溺九升九合。

口，广二寸半。唇至齿，长九分[30]。齿[31]以[32]后至会厌，深三寸半，大容五合。舌，重十两，长七寸，广二寸半。咽门，重十两[33]，广二寸半，至胃长一尺六寸。喉咙，重十二两，广二寸，长一尺二寸，九节。肛门[34]，重十二两，大八寸，径二寸大[35]半，长二尺八寸，受谷九升三合[36]八分合之一[37]。

【校注】

[1]《灵枢·平人绝谷第三十二》"常留谷"作"谷常留"。

[2]《灵枢·平人绝谷第三十二》"五升"下有"而满"。

[3]《佚存》夺"三"。

[4]《集览》、濯缨堂本、《评林》、《阐注》、《灵枢·平人绝谷第三十二》"太"作"大"。

[5] 径一寸半：诸本同。按，《灵枢·平人绝谷第三十二》《甲乙经卷二·第七》作"一寸寸之少半"，《千金方卷十八·第一》林校引《明堂》《外台》《难经》作"一寸之少半"。计以直径与周长之比，以作"一寸寸之少半"义长，据改。

[6] 八寸：《句解》作"四寸"，《评林》作"八分"，盖误。

[7] 径二寸半：诸本同。按，《灵枢·平人绝谷第三十二》《甲乙经卷二·第七》作"径二寸寸之大半"，义长，据改。

[8]《灵枢·平人绝谷第三十二》"故肠胃凡长"作"肠胃之长"。

[9]《灵枢·平人绝谷第三十二》《甲乙经卷二·第七》作"九斗二升一合合之大半"。《难经校注》据改。

[10]《灵枢·平人绝谷》作"此肠胃所受水谷之数也"。

[11] 四斤四两：《本义》《评林》"四"作"二"。《阐注》"斤"作"觔"，盖遵当时用字规范而改，下同，不复出校。

[12] 十二两：《句解》作"十一两"。

[13]《集览》《评林》"藏"作"脏"。

[14] 三斤三两：《佚存》"斤"误作"两"。

[15] 一斤一两：《评林》《阐注》作"一斤二两"。

[16]《素问·痿论第四十四》王注《八十一难经》作"胆在肝短叶间下"。《千金方卷十二·第一》同。

[17] 二斤二两：《句解》《本义》《评林》作"二斤一两"，《集览》《阐注》《史记卷一百五·扁鹊仓公列传第四十五》《正义》《千金方卷十六·第一》并作"二斤十四两"。

[18]《阐注》无"纡曲屈伸，长二尺六寸，大一尺五寸，径五寸，盛谷二斗，水一斗五升"。

[19]《阐注》无"长三丈二尺，广二寸半，径八分分之少半"。

[20] 左回叠积十六曲：《史记卷一百五·扁鹊仓公列传第四十五》《正义》引《八十一难》作"回积"。

[21] 二斗四升：《评林》作"五斗四升"。

[22]《句解》、《本义》、《集览》、《佚存》、濯缨堂本、守山阁本"大"作"太"。

[23]《阐注》无"盛谷二斗四升，水六升三合合之大半"。

[24] 二斤：《史记卷一百五·扁鹊仓公列传第四十五》《正义》引《八十一难》作"三斤"。《阐注》作"三觔"。

[25] 径一寸：《集览》作"径一寸半"。《千金方卷十八·大肠腑脉论第一》林校引《难经》作"径一寸之少半"，据改。《阐注》无"长二丈一尺，广四寸，径一寸"。

[26]《集览》《评林》《阐注》"齐"作"脐"。

[27]《集览》《阐注》"右回"下有"叠积"。

[28]《阐注》无"盛谷一斗，水七升半"。

[29]《本义》"膀胱"作"膀光"。

[30]《灵枢·肠胃第三十一》"唇至齿，长九分"在"口，广二寸半"上。

[31]《句解》夺"齿"。

[32]《评林》《阐注》《史记卷一百五·扁鹊仓公列传第四十五》

《正义》引《八十一难》"以"作"已"。

[33] 十两：《本义》《评林》作"十二两"。

[34] 肛门：《评林》旁注："即广肠也。"

[35]《本义》《评林》"大"作"太。"

[36] 三合：守山阁本作"二合"。

[37]《阐注》无"大八寸，径二寸大半，长二尺八寸，受谷九升三合八分合之一"。

四十三难

四十三难曰：人不食饮七日而死者，何也？

然。人[1]胃中常有[2]留谷二斗，水一斗五升。故平人日再至圊[3]，一行二升半，日[4]中五升。七日，五七三斗五升，而水谷[5]尽矣。故平人不食饮七日而死者，水谷津液俱尽[6][7]，即死矣[8]。

【校注】

[1]《句解》无"人"。

[2]《句解》《集览》"有"并作"存"。

[3]《甲乙经卷二·第七》《千金方卷十六·第一》"至圊"并作"至后"。

[4]《太素卷十三身度·肠度》《灵枢·平人绝谷第三十二》《甲乙经卷二·第七》《千金方卷十六·第一》"日"并作"一日"。

[5]《千金方卷十六·第一》"而水谷"作"而留水谷精气"。

[6]《太素卷十三身度·肠度》作"故平人日再后，后二升半，一日中五升，七日，五七三斗五升，而留水谷尽矣"。

[7]《灵枢·平人绝谷第三十二》："黄帝曰：愿闻人之不食七日而死，何也？伯高曰：臣请言其故：胃……其中之谷常留二斗，水一斗五升而满。……故肠胃之中，当留谷二斗，水一斗五升。故平人日再后，后二升半，一日中五升，七日五七三斗五升，而留水谷尽矣。故

平人不食饮七日而死者，水谷精气津液皆尽故也。"

[8]《集览》"即"作"则"。《太平御览卷四百八十九·饮食部》引《黄帝八十一问》"即死矣"作"故也"，连上句读。

四十四难

四十四难曰：七冲门何在？

然。唇，为飞门；齿，为户门；会厌，为吸门；胃，为贲门[1]；太[2]仓下口，为幽门；大肠、小肠会，为阑门；下极，为魄门。故曰七冲门也。

【校注】

[1] 会厌，为吸门；胃，为贲门：《句解》作"胃，为贲门；会厌，为吸门"。

[2]《句解》《评林》"太"作"大"。

四十五难

四十五难曰：经言八会者，何也？

然。府[1]会，大[2]仓；藏[3]会，季胁；筋会，阳陵泉；髓会，绝骨；血会，鬲俞[4]；骨会，大杼[5]；脉会[6]，太[7]渊；气会，三焦（外一筋直两乳内也[8]）。热病在内[9]，取其会之气穴也。

【校注】

[1]《集览》《评林》"府"作"腑"。

[2]《本义》、《集览》、濯缨堂本、守山阁本、《评林》、《阐注》"大"并作"太"。

[3]《集览》《评林》"藏"作"脏"。

[4] 鬲俞：《句解》作"膈俞"。

[5] 大杼：《阐注》作"大椎"。

[6]《佚存》夺"会"。

[7]《评林》"太"作"大"。

[8] 外一筋直两乳内也：此八字盖小字注文衍为大字正文者。《集解》："按'外一'八字是衍文，此是'气会三焦'之旁注……应据删。"据文意及《集解》校删。

[9]《句解》、《本义》、《集览》、《佚存》、濯缨堂本、《评林》、《阐注》"热病在内"下有"者"。

四十六难

四十六难曰：老人卧而不寐，少壮寐而不寤[1]者，何也？

然。经言：少壮者，血气盛，肌肉滑，气道通，荣[2]卫之行不失于常，故昼日精，夜不寤[3]。老人血气衰，（气）[肌]肉[4]不滑，荣[5]卫之道濇，故昼日不能[6]精，夜不得[7]寐也。故知老人不得寐也[8]。

【校注】

[1] 不寤：《阐注》作"不卧"。下"不寤"同，不复出校。

[2]《评林》"荣"作"营"。

[3]《本义》《集览》《评林》《阐注》"夜不寤"下有"也"。守山阁本校云："别本有'也'字，与下文一例。"

[4]《句解》、《本义》、《集览》、守山阁本、《评林》、《阐注》"气"作"肌"。从诸本及《难经校注》改。

[5]《评林》"荣"作"营"。

[6]《阐注》无"能"。

[7]《句解》《评林》《阐注》无"得"。

[8]《灵枢·营卫生会第十八》："黄帝曰：老人之不夜瞑者，何气使然？少壮之人不昼瞑者，何气使然？歧伯答曰：壮者之气血盛，其肌肉滑，气道通，营卫之行不失其常，故昼精而夜瞑；老者之气血衰，其肌肉枯，气道涩，五藏之气相搏，其营气衰少而卫气内伐，故昼不精，夜不眠。"

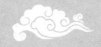

四十七难

四十七难曰：人面独能耐 [1] 寒者，何也？

然。人 [2] 头者，诸阳 [3] 之会也。诸阴脉皆至 [4] 颈 [5]、胸中而还 [6]，独诸阳脉皆上至头耳，故令面耐寒也 [7]。

【校注】

[1] 能耐：按，"耐" 盖 "能" 之旁注衍入正文者。《太平御览卷三百六十五人事部·面》引《黄帝八十一问》下无 "耐"。

[2]《太平御览卷三百六十五人事部·面》引《黄帝八十一问》无 "人"。

[3]《太平御览卷三百六十五人事部·面》引《黄帝八十一问》"阳" 下有 "脉" 字。

[4]《集览》"至" 作 "齐"。

[5]《太平御览卷三百六十五人事部·面》引《黄帝八十一问》"颈" 下有 "项"。

[6] 胸中而还：《集览》"胸中" 上有 "至"。《太平御览卷三百六十五人事部·面》引《黄帝八十一问》作 "不还上"。

[7]《太平御览卷三百六十五人事部·面》引《黄帝八十一问》"耐寒也" 作 "能寒耳"。

四十八难

四十八难曰：人有三虚三实[1]，何谓也？

然。有脉之虚实，有病之虚实，有诊之虚实也[2]。脉之虚实者，濡者为虚，紧牢者为实[3]。病之虚实者，出者为虚[4]，入者为实；言者为虚，不言者为实；缓者为虚，急者为实。诊之虚实者，濡者为虚，牢者为实[5]；痒者为虚，痛者为实；外痛内快，为外实内虚；内痛外快，为内实外虚[6]。故曰虚实也。

【校注】

[1]《阐注》"实"作"寔"。下诸"实"或同，不复出校。

[2]《句解》《脉经卷第一·平虚实第十》无"也"。

[3] 濡者为虚，紧牢者为实：《脉经卷第一·平虚实第十》作"脉来奄者为虚，牢者为实"。

[4]《佚存》"虚"下衍"实"。

[5]《脉经卷第一·平虚实第十》《千金方卷二十八·第八》并无"濡者为虚，牢者为实"八字。

[6]《句解》无"外虚"，盖夺。

四十九难

四十九难曰：有正经自病，有五邪所伤，何以别之？

然。经言[1]：忧愁思虑，则伤心[2]；形寒饮冷，则伤肺[3]；恚怒气逆，上而不下，则伤肝[4]；饮食、劳倦，则伤脾[5]；久坐湿地，强力入水，则伤肾[6]。是正经之自病也[7]。

何谓五邪？

然[8]。有中风，有伤暑，有饮食劳倦，有伤寒，有中湿。此之[9]谓五邪。

假令心病[10]，何以知中风得之？

然。其色当赤[11]。何以言之？肝主色。自入，为青；入心，为赤；入脾，为黄；入肺，为白；入肾[12]，为黑。（肝为心邪）[肝邪入心][13]，故知当赤色也[14]。其病，身热、胁下满痛；其脉，浮大而弦[15]。

何以知伤暑得之？

然。当恶[焦]臭[16]。何以言之[17]？心主臭。自入，为焦臭；入脾，为香臭；入肝，为臊臭；入肾，为腐臭；入肺，为腥臭。故知心病伤暑得之也[18]，当恶[焦]臭[19]。其病，身热而烦、心痛；其脉，浮大而散。

何以知饮食劳倦得之？

然。当喜苦味也。虚为不欲食，实为欲食。何以言之？脾主味。入肝，为酸；入心，为苦；入肺，为辛；入肾，为咸；自入，为甘。

故知脾邪入心，为[20]喜苦味也。其病，身热而[21]体重[22]、嗜卧、四肢不收；其脉，浮大而缓。

何以知伤寒得之？

然。当谵言妄语[23]。何以言之？肺主声。入肝，为呼；入心，为言；入脾，为歌；入肾，为呻；自入，为哭。故知肺邪入心，为谵言妄语也。其病，身热、洒洒恶寒，甚则喘咳；其脉，浮大而濇。

何以知中湿[24]得之？

然。当喜汗出不可止[25]。何以言之？肾主（湿）[液][26]。入肝，为泣；入心，为汗；入脾，为（液）[涎][27]；入肺，为涕；自入，为唾。故知肾邪入心，为汗出不可止也。其病，身热而[28]小腹痛、足胫寒而逆；其脉，沉濡而大。

此五邪之法也。

【校注】

[1] 经言：《本义》《集览》并无"经言"。《阐注》夺"经"字。

[2] 忧愁思虑，则伤心：《灵枢·邪气藏府病形第四》作"愁忧恐惧，则伤心"。《脉经卷第六·心手少阴经病证第三》"忧愁"亦作"愁忧"。

[3] 形寒饮冷，则伤肺：《灵枢·邪气藏府病形第四》作"形寒寒饮则伤肺，以其两寒相感，中外皆伤，故气逆而上行"。《脉经卷第六·肺手太阴经病证第七》"饮冷"亦作"寒饮"。

[4] 恚怒气逆，上而不下，则伤肝：《灵枢·邪气藏府病形第四》作"有所堕坠，恶血留内，若有所大怒，气上而不下，积于胁下，则伤肝"。《脉经卷第六·肝足厥阴经病证第一》作"凡有所坠堕，恶血留内，若有所大怒，气上而不能下，积于左胁下，则伤肝"。

[5] 饮食、劳倦，则伤脾：《灵枢·邪气藏府病形第四》作"有所击仆，若醉入房，汗出当风，则伤脾"。《脉经卷第六·脾足太阴经病

证第五》作"凡有所击仆，若醉饱入房，汗出当风，则伤脾"。

[6] 久坐湿地，强力入水，则伤肾：《灵枢·邪气藏府病形第四》作"有所用力举重，若入房过度，汗出浴水，则伤肾"。《脉经卷第六·肾足少阴经病证第九》作"凡有所用力举重，若入房过度，汗出如浴水，则伤肾"。《阐注》"入水"作"入房"。

[7]《句解》"也"上有"者"。

[8]《句解》无"然"。

[9]《句解》无"之"。

[10] 心病：《句解》作"肝病"。

[11]《句解》"赤"作"青"。

[12] 守山阁本"肾"误作"肝"。

[13] 肝为心邪：诸本同。从《难经校注》据下文文例改。

[14]《本义》《集览》无"也"。

[15]《句解》《本义》《集览》《评林》《阐注》"絃"作"弦"。

[16] 当恶 [焦] 臭：诸本并作"当恶臭"，此从《难经校注》，据上下文例及《难经古义》补。下"当恶臭"同，不复出校。

[17] 何以言之：《句解》无此四字。

[18]《本义》无"也"。守山阁本校云："按此'也'字当在下句之末，别本并脱去。"

[19]《评林》《阐注》"臭"下并有"也"。

[20]《阐注》"为"作"当"。

[21]《评林》无"而"。

[22] 体重：《句解》作"病重"。

[23]《集览》"妄语"下有"也"。

[24] 中湿：《句解》作"伤湿"。

[25]《集览》"不可止"下有"也"。

[26]《集览》《阐注》"湿"作"液"。《四十难》："肾主液。"《难经

校注》谓"作'液'为是"。从改。

　　[27]《句解》《本义》《集览》《阐注》"液"作"涎"。《难经校注》谓"作'涎'为是"。从改。

　　[28]《集览》《评林》《阐注》无"而"。

五十难

　　五十难曰：病有虚邪，有实[1]邪，有贼邪[2]，有微邪，有正邪，何以别之？

　　然。从后来者，为虚邪；从前来者，为实邪；从所不胜来者，为贼邪；从所胜来者，为微邪；自病者[3]，为正邪。何以言之？假令心病，中风得之，为虚邪；伤暑[4]得之，为正邪；饮食劳倦得之，为实邪；伤寒得之，为微邪；中湿[5]得之，为贼邪[6]。

【校注】

[1]《阐注》"实"作"寔"。下同，不复出校。

[2] 病有虚邪，有实邪，有贼邪：《句解》"有虚邪，有实邪"作小字，夺"有贼邪"。

[3]《阐注》无"者"。

[4]《句解》自"假令心病"之"病"至"伤暑"十字夺去。

[5] 中湿：《集览》作"中液"。

[6]《脉经卷第一·迟疾短长杂脉法第十三》："脉从前来者，为实邪；从后来者，为虚邪；从所不胜来者，为贼邪；从所胜来者，为微邪；自病者，为正邪。"

五十一难

五十一难曰：病有欲得温者，有欲得寒者，有欲得[1]见人者，有不欲得[2]见人者，而各不同，病在何藏府也[3]？

然。病欲得寒，而欲见人者[4]，病在府也；病欲得温，而不欲得[5]见人者，病在藏也。何以言之？府者，阳也[6]，阳病欲得寒，又欲见人。藏者，阴也[7]，阴病欲得温，又欲闭户独处，恶闻人声。故以别知[8]藏府之病也。

【校注】

[1]《评林》《阐注》无"得"。

[2]《集览》《评林》《阐注》无"得"。

[3] 病在何藏府也：《句解》"病"上有"其"。又，《句解》《集览》《评林》"藏府"作"脏腑"，下"藏""府"同，不复出校。

[4] 病欲得寒，而欲见人者：《句解》作"病欲见人者"。

[5]《本义》《集览》《评林》《阐注》无"得"。

[6]《句解》无"也"。

[7]《句解》无"也"。

[8]《句解》"知"作"其"。

五十二难

五十二难曰：府、藏[1]发病，根本等不？

然。不等也。

其不等奈何[2]？

然。藏[3]病者，止而不移，其病不离其处；府[4]病者，彷佛贲響[5]，上下行流，居处无常。故以此知藏、府[6]根本不同也[7]。

【校注】

[1] 府、藏：《集览》作"腑、脏"，《句解》《评林》作"脏、腑"。

[2] 其不等奈何：《句解》无"其不等奈"四字。

[3]《句解》《集览》《评林》"藏"作"脏"。

[4]《句解》《集览》"府"作"腑"。

[5] 贲響：《句解》作"贲向"，《本义》、《集览》、《佚存》、濯缨堂本、守山阁本、《评林》、《阐注》作"贲嚮"。

[6]《句解》、《本义》、《集览》、《佚存》、濯缨堂本、守山阁本、《评林》、《阐注》"藏、府"作"脏、腑"。

[7]《句解》无"故以此知藏、府根本不同也"。

五十三难

五十三难曰：经言：七传者，死；间藏[1]者，生。何谓也？

然。七传者，传其所胜也。间藏者，传其子也。何以言之？假令心病传肺，肺传肝，肝传脾，脾传肾，肾传心[2]，一藏不再伤，故言七传者死也[3]。间藏者，传其所生也[4]。假令心病传脾，脾传肺，肺传肾，肾传肝，肝传心，是母子相传[5]，竟[6]而复始，如环之无端[7]，故言[8]生也。

【校注】

[1]《句解》《集览》《评林》"藏"作"脏"。下文诸"藏"同，不复出校。《玉函经》卷上崔嘉彦注引《难经》"间藏"作"间传"。

[2]假令心病传肺，肺传肝，肝传脾，脾传肾，肾传心：《句解》作"假令心病传于肺，肺传于肝，肝传于脾，脾传于肾，肾传于心"。

[3]《句解》无"也"。

[4]《本义》无"间藏者，传其所生也"。

[5]是母子相传：《句解》作"是母子自相传"。《本义》《集览》《评林》《阐注》"母子"作"子母"。

[6]《集览》《评林》《阐注》"竟"作"周"。

[7]如环之无端：《句解》《本义》《集览》《评林》《阐注》作"如环无端"，无"之"。

[8]《本义》"言"作"曰"。

五十四难

五十四难曰：藏[1]病难治，府[2]病易治，何谓也？

然。藏病[3]所以难治者，传其所胜也；府病易治者，传其子也。与七传、间藏同法也。

【校注】

[1]《句解》《集览》《评林》"藏"作"脏"。以下诸"藏"同，不复出校。

[2]《句解》《集览》《评林》"府"作"腑"。以下诸"府"同，不复出校。

[3] 藏病：《阐注》无"病"。

五十五难

五十五难曰：病有积、有聚，何以别之？

然。积者，阴气也；聚者，阳气也。故阴，沉而伏；阳，浮而动。气之所积，名曰积；气之所聚，名曰聚。故积者，五藏[1]所生[2]；聚者，六府[3]所成也[4]。积者，阴气也，其始发[5]有常处，其痛不离其部，上下有所终始，左右有所穷处[6]；聚者，阳气也，其始发无根本，上下无所留止，其痛无常处，谓之聚。故以是别知积聚也。

【校注】

[1]《句解》《集览》《评林》"藏"作"脏"。

[2]《句解》"五藏所生"下有"也"。

[3]《集览》《评林》"府"作"腑"。

[4]《阐注》无"也"。

[5]《句解》无"发"。

[6]《阐注》"左右有所穷处"句下有"谓之积"。

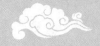

五十六难

五十六难曰：五藏[1]之积，各有名乎？以何月何日得之？

然。肝之积，名曰肥气，在左胁下，如覆杯[2]，有头足[3]。久不愈，令人发咳逆[4]，痎疟，连岁[5]不已[6]。以季夏、戊己日得之。何以言之[7]？肺病传于肝[8]，肝当传脾，脾季夏适王[9]，王者不受邪，肝复欲还肺，肺不肯受[10]，故留结为积。故知肥气以季夏、戊己日[11]得之。

心之积，名曰伏梁，起齐上[12]，大[13]如臂，上至心下[14]。久不愈，令人病[15]烦心[16]。以秋、庚辛日得之。何以言之[17]？肾病[18]传心，心当传肺，肺以秋适王[19]，王者不受邪，心复欲[20]还肾，肾不肯受，故留结为积。故知伏梁以秋、庚辛日[21]得之。

脾之积，名曰痞气，在胃脘[22]，覆[23]，大如盘。久不愈，令人四肢不收，发[24]黄疸[25]，饮食不为肌肤[26]。以冬、壬癸日得之。何以言之[27]？肝病传脾，脾当传肾，肾以冬适王[28]，王者不受邪，脾复欲还肝，肝不肯受，故留结为积。故知痞气以冬[29]、壬癸日[30]得之。

肺之积，名曰息贲，在右胁下，覆，大如杯。久不已，令人洒淅[31]寒热[32]，喘咳[33]，发肺壅[34]。以春、甲乙日得之。何以言之[35]？心病传肺，肺当传肝，肝以春适王[36]，王者不受邪，肺复欲[37]还心，心不肯受，故留结为积。故知息贲以春、甲乙日[38]得之。

肾之积，名曰贲豚[39]，发于少腹[40]，上至心下，若豚状，或上或下无时[41]。久不已，令人喘逆[42]，骨痿，少气。以夏、丙丁日得之。何以言之 [43]？脾病传肾，肾当传心，心以夏适王 [44]，王者不受邪，肾复欲还脾，脾不肯受，故留结为积。故知贲豚以夏、丙丁日 [45] 得之。

此是 [46] 五积之要法也。

【校注】

[1]《句解》《集览》《评林》"藏"作"脏"。

[2] 如覆杯：据下文文例，疑当作"覆，如杯"。覆，隐伏。《医心方卷十·治积聚方第一》引《医门方》"杯"作"坏"。按，"坏"盖"杯"的换旁俗字，与"坯"之古字同形。

[3]《脉经卷第六·肝足厥阴经病证第一》"有头足"下有"如龟鳖状"。

[4]《诸病源候论卷十九·积聚候》无"咳逆"。

[5]《甲乙经卷八·第二》引《难经》《诸病源候论卷十九·积聚候》《千金方卷十一·第一》"岁"下并有"月"。

[6] 久不愈，令人发咳逆，瘠疟，连岁不已：《脉经卷第六·肝足厥阴经病证第一》作"久久不愈，发咳逆，痎疟，连岁月不已"。

[7]《脉经卷第六·肝足厥阴经病证第一》"何以言之"作"何也"。

[8] 传于肝：《阐注》《脉经卷第六·肝足厥阴经病证第一》无"于"。

[9] 脾季夏适王：《脉经卷第六·肝足厥阴经病证第一》《千金方卷十一·第一》并作"脾适以季夏王"。《甲乙经卷八·第二》引《难经》作"脾以季夏王"。下"心之积""脾之积""肺之积""肾之积"并同此例，不复出校。《评林》"王"作"旺"。

[10]《甲乙经卷八·第二》引《难经》无"肝复欲还肺，肺不肯受"。下"心之积""脾之积""肺之积""肾之积"并同此例，不复出校。

[11]《脉经卷第六·肝足厥阴经病证第一》无"戊己日"。

[12]《集览》《评林》《阐注》"齐"作"脐"。《脉经卷第六·心手少阴经病证第三》"起齐上"作"起于脐上"。

[13]《诸病源候论卷十九·积聚候》无"大"。

[14]《脉经卷第六·心手少阴经病证第三》《千金方卷十三·第一》作"上至心，大如臂"。《甲乙经卷八·第二》引《难经》《千金方卷十三·第一》两句亦并互倒。

[15]《句解》无"病"。

[16]久不愈，令人病烦心：《脉经卷第六·心手少阴经病证第三》作"久久不愈，病烦心、心痛"。《甲乙经卷八·第二》引《难经》《千金方卷十三·第一》"烦心"下亦有"心痛"。

[17]《脉经卷第六·心手少阴经病证第三》"何以言之"作"何也"。

[18]《阐注》无"病"。

[19]肺以秋适王：《脉经卷第六·心手少阴经病证第三》作"肺适以秋王"。《句解》《阐注》无"以"。《评林》"王"作"旺"。

[20]《本义》"复欲"作"欲复"。

[21]《脉经卷第六·心手少阴经病证第三》无"庚辛日"。

[22]《脉经卷第六·脾足太阴经病证第五》《千金方卷十五·第一》"胃脘"并作"胃管"。

[23]覆：隐伏。

[24]《千金方卷十五·第一》无"发"。

[25]《佚存》"疸"误作"疽"。俗书"旦""且"混用故也。

[26]久不愈，令人四肢不收，发黄疸，饮食不为肌肤：《脉经卷第六·脾足太阴经病证第五》作"久久不愈，病四肢不收，黄瘅，食饮不为肌肤"。

[27]《脉经卷第六·脾足太阴经病证第五》"何以言之"作"何也"。

[28]《脉经卷第六·脾足太阴经病证第五》"肾以冬适王"作"肾

适以冬王"。

[29] 以冬：《句解》夺"冬"。

[30]《脉经卷第六·脾足太阴经病证第五》无"壬癸日"。

[31]《甲乙经卷八·第二》引《难经》《千金方卷十七·第一》"洒淅"并作"洒洒"。《佚存》"淅"误作"浙"，俗书构件"木""扌"相乱故也。

[32]《甲乙经卷八·第二》引《难经》"寒热"作"恶寒"。

[33]《甲乙经卷八·第二》引《难经》《千金方卷十七·第一》"喘咳"上并有"气逆"。

[34]《脉经卷第六·肺手太阴经病证第七》作"久久不愈，病洒洒寒热，气逆喘咳，发肺痈。"《诸病源候论卷十九·积聚候》"痈"作"痛"，《千金方卷十七·第一》"痈"作"癖"。

[35]《脉经卷第六·肺手太阴经病证第七》"何以言之"作"何也"。

[36]《脉经卷第六·肺手太阴经病证第七》"肝以春适王"作"肝适以春王"。

[37] 复欲：《评林》作"欲复"。

[38]《脉经卷第六·肺手太阴经病证第七》无"甲乙日"。

[39]《脉经卷第六·肾足少阴经病证第九》《千金方卷十九·第一》"贲豚"并作"奔豚"。下"贲豚"同，不复出校。《甲乙经卷八·第二》引《难经》"豚"作"肫"。

[40] 少腹：《评林》作"小腹"。《甲乙经卷八·第二》引《难经》无"少"。

[41]《脉经卷第六·肾足少阴经病证第九》《千金方卷十九·第一》"若豚状，或上或下无时"并作"如豚奔走之状，上下无时"。

[42] 久不已，令人喘逆：《脉经卷第六·肾足少阴经病证第九》作"久久不愈，病喘逆"。《评林》"不已"作"不愈"。

[43]《脉经卷第六·肾足少阴经病证第九》"何以言之"作

"何也"。

[44]《脉经卷第六·肾足少阴经病证第九》"心以夏适王"作"心适以夏王"。

[45]《脉经卷第六·肾足少阴经病证第九》无"丙丁日"。

[46]《句解》《本义》《集览》无"是"。

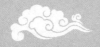

五十七难

五十七难曰：泄凡有几？皆有名不？

然。泄凡有五，其名不同。有胃泄；有脾泄；有大肠泄；有小肠泄；有大瘕泄，名曰后重。

胃泄者，饮食不化，色黄。

脾泄者，腹胀满，泄注，食即呕，吐逆。

大肠泄者，食已窘迫，大便色白，肠鸣，切[1]痛。

小肠泄者，溲而便脓血[2]，少腹[3]痛。

大瘕泄者，里急后重，数至圊而不能便，茎中痛。

此五泄之法[4]也。

【校注】

[1] 切：程度深重。

[2] 脓血：《评林》作"血脓"。

[3] 少腹：《评林》作"小腹"。《佚存》"腹"误作"肠"。

[4]《本义》《集览》《阐注》"法"上有"要"。

五十八难

五十八难曰，伤寒有几？其脉有变不[1]？

然。伤寒有五。有中风，有伤寒，有湿温[2]，有热病，有温病。其所苦各不同。

中风之脉，阳浮而滑，阴濡而弱。

湿温之脉，阳濡[3]而弱，阴小而急。

伤寒之脉，阴阳俱盛而紧涩[4]。

热病之脉，阴阳俱浮。

浮之[而]滑[5]，沉之散涩，温病之脉。

行在诸经，不知何经之动也，各随其经所在[6]而取之。

伤[7]寒，有汗出而愈，下之而死者；有汗出而死，下之而愈者，何也？

然。阳虚阴盛，汗出而愈，下之即[8]死；阳盛阴虚，汗出[9]而死，下之而[10]愈。

寒热之病，候之如何也？

然。皮[11]寒热者，皮不可近[12]席，毛发焦，鼻槁[13]、不得汗[14]。

肌寒热者，皮肤痛，唇舌槁[15]，无汗[16]。

骨寒热者，病无所安，汗注不休，齿本槁痛[17]。

【校注】

[1]《本义》"不"作"否"。

[2]《句解》"湿温"倒作"温湿"。

[3]《本义》"濡"作"浮"。

[4]《评林》"伤寒之脉，阴阳俱盛而紧濇"在"湿温之脉"前。

[5] 浮之滑：《句解》、《本义》、《集览》、守山阁本、《评林》、《阐注》并作"浮之而滑"，与上下文例相合，据补"而"字。

[6]《句解》《评林》无"所在"。

[7]《佚存》"伤"误作"肠"。

[8]《句解》"即"作"而"。

[9]《集览》"汗出"作"汗之"。

[10]《集览》"而"作"即"。

[11]《评林》"皮"误作"彼"。

[12]《甲乙经卷八·第一》"近"作"附"。

[13] 鼻槀：《本义》"槀"作"藁"，下"唇舌槀""齿本槀痛"之"槀"同，不复出校。《集览》《评林》《阐注》"槀"作"稿"，下"齿本槀痛"之"槀"同，不复出校。《甲乙经卷八·第一》"槀"下有"腊 xī"，下同，不复出校。

[14] 自"皮寒热者"至"不得汗"：《灵枢·寒热病第二十一》作"皮寒热者，不可附席，毛发焦，鼻槁腊，不得汗"。

[15] 唇舌槀：《集览》"槀"作"藁"，下"齿本槀痛"之"槀"同，不复出校。《评林》《阐注》"槀"作"稿"。

[16] 自"肌寒热者"至"无汗"：《灵枢·寒热病第二十一》作"肌寒热者，肌痛，毛发焦而唇槁腊，不得汗"。

[17] 自"骨寒热者"至"齿本槀痛"：《灵枢·寒热病第二十一》作"骨寒热者，病无所安，汗注不休。齿未槁，取其少阴于阴股之络；齿已槁，死，不治"。《句解》"槀"作"枯"。

五十九难

五十九难曰：狂癫之病，何以别之？

然。狂之始发 [1]，少卧而不饿 [2]，自高贤也 [3]，自辨 [4] 智也，自贵倨 [5] 也 [6]，妄笑，好歌乐 [7]，妄行不休是也 [8]。

癫疾 [9] 始发，意不乐，直视，僵仆 [10][11]。其脉三部阴阳俱盛是也。

【校注】

[1] 狂之始发：《本义》《集览》作"狂疾之始发"。《句解》作"狂之始发也"。

[2] 少卧而不饿：《句解》无"而"。《本义》《集览》"饿"作"饥"。按，"饿"是岁荒，"饥"是饥饿。作"饥"义长。

[3] 《句解》"自高贤也"上有"而"。

[4] 《集览》《评林》"辨"作"辩"。

[5] 《本义》"贵倨"作"倨贵"。

[6] 《太平御览卷七百三十九·疾病部》引《黄帝八十一问》自"自高贤也"以下十二字作"自贤自贵"。

[7] 《句解》"好歌乐"下有"也"。

[8] 自"狂之始发"至"妄行不休是也"：《灵枢·癫狂病第二十二》作"狂始发，少卧不饥，自高贤也，自辨智也，自尊贵也，善骂詈，日夜不休"。《太素卷第三十·惊狂》作"狂始发，少卧不饥，自高贤

也，自辨智也，自尊贵也，喜骂詈，日夜不休"。

[9]《评林》《阐注》"癫疾"作"癫病"。

[10]《本义》"直视，僵仆"作"僵仆，直视"。

[11] 自"癫疾始发"以下，《灵枢·癫狂病第二十二》作"癫疾始生，先不乐，头重痛，视，举目赤甚，作极已而烦心"。

六十难

六十难曰：头、心之病，有厥痛，有真痛，何谓也？

然。手三阳之脉受风寒，伏留而不去[1]者，则名厥头痛；入连在脑者，名真头痛。其五藏[2]气相干，名厥心痛；其痛甚[3]，但在心，手足青者[4]，即名真心痛。其真心痛者[5]，旦发[6]夕死，夕发旦死。

【校注】

[1]《句解》"不去"作"不行"。

[2]《句解》《集览》《评林》"藏"作"脏"。

[3]《句解》"其痛甚"下有"者"。

[4]青：读若"清"，寒凉。《脉经卷第六·心手少阴经病证第三》《千金方卷十三·第一》"青者"并作"清至节"，俗书"冫""氵"相乱故也。

[5]《句解》无"者"。

[6]《本义》夺"发"。

六十一难

六十一难曰：经言：望而知之[1]，谓之神；闻而知之，谓之圣；问而知之，谓之工[2]；切脉而知之，谓之巧。何谓也？

然。望而知之者，望见其五色以知其病；闻而知之者，闻其五音以别其病；问而知之者，（闻）[问][3]其所欲五味以知其病所起所在也[4]；切脉而知之者，诊其寸口、视其虚实[5]以知其病（病在何藏府也[6]）。经言：以外知之，曰圣；以内知之[7]，曰神。此之谓也。

【校注】

[1] 望而知之：《句解》"知之"下有"者"。后"闻而知之""问而知之""切脉而知之"并同，不复出校。

[2]《集览》"工"作"功"。

[3] 闻：《佚存》同。《句解》、《本义》、《集览》、濯缨堂本、守山阁本、《评林》、《阐注》并作"问"，义长，据改。

[4]《阐注》无"也"。

[5]《阐注》"实"作"寔"。

[6] 病在何藏府也：《集览》《评林》《阐注》无"病"，连上文读。又，《句解》《集览》《评林》《阐注》"藏府"作"脏腑"。诸本并作大字正文，此据文意改为夹注。

[7]《句解》"知之"上有"而"。

六十二难

六十二难曰：藏[1]井荥[2]有五，府[3]独有六者，何谓也？

然。府[4]者，阳也，三焦行于诸阳，故置一俞[5]，名曰原[6]。府有六者[7]，亦与三焦共一气也。

【校注】

[1]《句解》《集览》《评林》"藏"作"脏"。

[2] 庆安本、《佚存》、守山阁本"荥"并误作"荣"，据文意及《句解》、《本义》、《集览》、濯缨堂本、《评林》、《阐注》录正。下或同，不复出校。

[3]《句解》《集览》《评林》"府"作"腑"。

[4]《集览》《评林》"府"作"腑"。

[5]《集览》《评林》《阐注》"俞"作"腧"。

[6]《句解》"原"作"俞"。

[7] 府有六者：《阐注》作"所以府有六者"。《句解》《集览》《评林》"府"作"腑"。

六十三难

六十三难曰：《十变》言五藏六府[1]荥合皆以井为始者，何也[2]？

然。井者，东方、春也，万物之始生。诸蚑行息，蛸飞蠕动[3]，当生之物，莫不以春而[4]生。故岁数始于春，日[5]数始于甲，故以井为始也。

【校注】

[1] 五藏六府：《句解》《集览》《评林》"藏"作"脏"，"府"作"腑"。

[2]《阐注》"何也"作"何谓也"。

[3] 蚑行喘息，蛸飞蠕动：诸本同。《集韵·支韵》："蚑 qí，虫名。"按，《淮南子·鸿烈》篇作"跂行喙息，蠉飞蝡动"。

[4]《阐注》无"而"。

[5]《句解》《集览》《评林》《阐注》"日"并作"月"。

六十四难

六十四难曰：《十变》又[1]言：阴井，木；阳井，金。阴荥，火；阳荥，水。阴俞[2]，土；阳俞，木。阴经，金；阳经，火。阴合，水；阳合，土。阴阳皆不同，其意何也？

然。是刚柔之事也。阴井，乙木；阳井，庚金。阳井庚，庚者[3]，乙之刚也；阴井乙，乙者[4]，庚之柔也。乙为木，故言阴井木也；庚为金，故言阳井金也。馀皆放此[5]。

【校注】

[1]《句解》无"又"。

[2] 阴俞：《集览》《评林》《阐注》"俞"作"腧"。下"阳俞"之"俞"同，不复出校。

[3] 阳井庚，庚者：《集览》不重"庚"，"者"字属上读。

[4] 阴井乙，乙者：《集览》不重"乙"，"者"字属上读。

[5] 馀皆放此：濯缨堂本同。《句解》作"馀效此也"。《本义》、《集览》、《佚存》、守山阁本、《评林》、《阐注》"放"作"做"。

六十五难

六十五难曰：经言：所出为井，所入为合。其法奈何？

然。所出为井，井者，东方，春也，万物之[1]始生，故言所出为井也[2]。所入为合[3]，合者，北方，冬也，阳气入[4]藏，故言所入为合也。

【校注】

[1]《句解》《集览》《评林》《阐注》无"之"。

[2]《本义》《集览》《评林》无"也"。

[3]《本义》"所入为合"上衍一"所"字。

[4]《句解》"入"作"伏"。

六十六难

六十六难曰：经言：肺之原，出于太渊；心之原，出于太[1]陵；肝之原，出于太冲；脾之原，出于太白；肾之原，出于太溪；少阴之原，出于兑骨[2]；胆之原，出于丘墟[3]；胃之原，出于冲阳；三焦之原，出于阳池；膀胱之原，出于京骨；大肠之原，出于合谷；小肠之原，出于腕骨。十二经皆以俞[4]为原者，何也？

然。五藏[5]俞者，三焦之所行，气之所留止也[6]。

三焦所行之俞为原者，何也[7]？

然。脐[8]下肾间动气者，人之生命也，十二经之根本也，故名曰原[9]。三焦者，原气之别使也，主通行三气，经历于五藏六府[10][11]。原者，三焦之尊号也，故所止辄为原[12]。五脏[13]六府之有病者，皆[14]取其原也。

【校注】

[1]《本义》《集览》《评林》"太"作"大"。

[2]《本义》"兑骨"下注云："神门穴也。"

[3] 丘墟：《句解》作"丘虚"，《评林》作"坵墟"。

[4] 俞：《集览》《评林》《阐注》并作"腧"。下"五藏俞""三焦所行之俞"之"俞"同，不复出校。

[5]《句解》《集览》《评林》"藏"作"脏"。

[6] 自"五藏俞者"以下，《太素卷第十一输穴·本输》杨注引

《八十一难》作"五藏输者，三膲行气之所留止"。无"之所"。

[7]《句解》无"三焦所行之俞为原者，何也"十一字。

[8]《句解》《本义》"脐"作"齐"。

[9] 自"脐下肾间动气者"以下，《太素卷廿一九针之一·诸原所生》杨注引《八十一难》作"原者，齐下肾间动气，人之生命也，十二经之根本也，故名为原"。

[10] 五藏六府:《句解》《集览》《评林》"藏"作"脏"，"府"作"腑"。

[11] 自"三焦者"以下，《太素卷廿一九针之一·诸原所生》杨注引《八十一难》作"三膲行原气，经营五藏六府，故三膲者，原气之别使也"。

[12] 自"原者"以下，《太素卷廿一九针之一·诸原所生》杨注引《八十一难》作"夫原气者，三膲之尊号，故三膲行原气，止第四穴输，名为原也"。

[13] 五脏:《句解》《集览》《评林》同。《本义》、《佚存》、濯缨堂本、守山阁本、《阐注》作"五藏"。

[14]《佚存》无"皆"。

六十七难

六十七难曰：五藏[1]募[2]皆（有）[在][3]阴，而俞[4]皆[5]在阳者，何谓也？

然。阴病行阳，阳病行阴，故令募在阴，俞在阳[6]。

【校注】

[1]《句解》《集览》《评林》"藏"并作"脏"。

[2]《史记卷一百五·扁鹊仓公列传第四十五》《正义》引《八十一难》"募"作"幕"。

[3] 有：《句解》、《本义》、《集览》、濯缨堂本、守山阁本、《评林》、《阐注》并作"在"，义长，据改。《佚存》误作"左"。

[4] 俞：《集览》《评林》《阐注》并作"腧"。

[5]《本义》、《佚存》、濯缨堂本、守山阁本、《评林》并无"皆"。

[6] 俞在阳：《句解》《集览》《阐注》"俞在阳"下有"也"。《评林》《阐注》"俞"作"腧"。

六十八难

六十八难曰：五藏六府[1]各[2]有井、荥、俞[3]、经、合，皆何所主？

然。经言：所出为井，所流为荥，所注为俞，所行为经，所入为合[4]。井，主心下满；荥，主身热；俞，主体重节痛；经，主喘咳寒热；合，主逆气[5]而泄。此五藏六府其[6]井、荥、俞、经、合所主病也。

【校注】

[1] 五藏六府：《句解》《集览》《评林》作"五脏六腑"，下"五藏六府"同，不复出校。

[2]《本义》"各"作"皆"。

[3]《集览》《评林》《阐注》"俞"并作"腧"。下诸"俞"同，不复出校。

[4] 守山阁本"所入为合"作"所应为合"。

[5]《句解》"逆气"作"气逆"。

[6] 其：之。《本义》《阐注》无"其"。

六十九难

六十九难曰：经言：虚者补之，实者泻之，不实不虚[1]，以经取之。何谓也？

然。虚者，补其母；实者，泻其子。当先补之，然后泻之[2]。不实不虚[3]以经取之者，是正经自生病[4]，不中他[5]邪也[6]，当自取其经，故言以经取之。

【校注】

[1] 不实不虚：《句解》《本义》《集览》《评林》《阐注》作"不虚不实"。《太素卷第八经脉之一·经脉连环》杨注引《八十一难》作"不盛不虚"。

[2] 当先补之，然后泻之：《本义·阙误总类》："八字疑衍。"

[3]《本义》"不实不虚"作"不虚不实"。

[4]《太素卷第八经脉之一·经脉连环》杨注引《八十一难》"是正经自生病"作"是谓正经自病"。《难经校注》据删"生"字。

[5]《句解》"他"作"它"。

[6]《太素卷第八经脉之一·经脉连环》杨注引《八十一难》"不中他邪也"作"不中他耶"。

七十难

七十难曰：经言[1]春夏刺浅，秋冬刺深者[2]，何谓也？

然。春夏者，阳气在上，人气亦在上，故当浅取之。秋冬者，阳气在下，人气亦在下，故当[3]深取之。

春夏（各）[必][4]致一阴，秋冬（各）[必]致一阳者[5]，何谓[6]也？

然。春夏温，必致一阴者，初下针，沉[7]之，至肾肝之部，得气，引持之（阴）[阳][8]也。秋冬寒，必致一阳者，初内针，浅而浮之，至心肺之部，得气，推[9]内之（阳）[阴][10]也。是谓春夏必致一阴，秋冬必致一阳。

【校注】

[1]《本义》无"经言"。

[2]《句解》《集览》无"者"。

[3]《评林》"故当"作"当以"。

[4] 各：《句解》、《本义》、《集览》、《佚存》、濯缨堂本、守山阁本、《评林》同，《阐注》作"必"。《难经校注》谓"作'必'为是"。据改。下"秋冬各致一阳者"之"各"同，不复出校。

[5]《句解》无"者"。

[6]《阐注》无"谓"。

[7]《佚存》、守山阁本"沉"作"沈"。

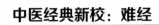
[8] 阴：诸本同。依上下文意，当作"阳"。从《难经校注》改。

[9]《集览》《评林》《阐注》"推"下有"而"。

[10] 阳：诸本同。依上下文意，当作"阴"。从《难经校注》改。

七十一难

七十一难曰：经言：刺荣[1]无伤卫，刺卫无伤荣。何谓也？

然。针阳者，卧针[2]而刺之。刺阴者，先以左手摄按所针荣俞[3]之处，气散乃内针。是谓刺荣无伤卫，刺卫无伤荣也。

【校注】

[1] 荣：《阐注》误作"荥"。本《难》诸"荣"并同，不复出校。

[2] 卧针：《评林》"卧"下有"取"。《句解》无"针"。

[3]《集览》《阐注》"俞"作"腧"。

七十二难

　　七十二难曰：经言：能知迎随之气，可令调之。调气之方，必在阴阳。何谓也？

　　然。所谓迎随者，知[1]荣卫之流行，经脉之往来也。随其逆顺而取之，故曰迎随。调气之方、必在阴阳者，知其内外表里，随其阴阳而调之，故曰：调气之方，必在阴阳[2]。

【校注】

[1]《本义》"知"作"以"。

[2]《评林》《阐注》"必在阴阳"作"必在乎阴阳"。

七十三难

七十三难曰：诸井者，肌肉浅薄，气少，不足使也，刺之奈何？

然。诸井者，木也；荥者，火也。火者，木之子。当刺井者，以荥泻[1]之。故经言[2]补者不可以为泻，泻者不可以为补。此之谓也[3]。

【校注】

[1]《本义》"泻"作"写"。下二"泻"字并同，不复出校。

[2]《阐注》"言"作"云"。

[3]《句解》无"此之谓"，"也"字属上读。

七十四难

　　七十四难曰：经言春刺井、夏刺荥、季夏刺俞[1]、秋刺经、冬刺合者，何谓[2]也？

　　然。春刺井者，邪在肝；夏刺荥者，邪在心；季夏刺俞者，邪在脾；秋刺经者，邪在肺；冬刺合者，邪在肾。

　　其肝、心、[脾][3]、肺、肾而系于春、夏、秋、冬者，何也？

　　然。五藏[4]一病辄有五也[5]。假令肝病：色青者，肝也；臊臭者，肝也；喜酸者，肝也；喜呼者，肝也；喜泣者，肝也。其病众多，不可尽言也。四时有数，而并系于春、夏、秋、冬[6]者也。针之要妙，在于秋毫者也[7]。

【校注】

　　[1]《集览》《评林》《阐注》"俞"作"腧"。下"季夏刺俞"同，不复出校。

　　[2]《集览》《阐注》无"谓"。

　　[3]脾：庆安本无。《句解》、《本义》、《集览》、《佚存》、濯缨堂本、守山阁本、《评林》、《阐注》并有"脾"，有"脾"义长，据补。

　　[4]《句解》《集览》《评林》"藏"并作"脏"。

　　[5]《句解》"也"作"者"。

　　[6]《句解》夺"冬"。

　　[7]在于秋毫者也：《句解》作"在于秋毫者是也"。《佚存》无"也"。

七十五难

七十五难曰：经言：东方实[1]，西方虚，泻[2]南方，补北方。何谓也？

然。金木水火土，当更相平。东方[3]，木也；西方，金也[4]。木欲实，金当平之；火欲实，水当平之；土欲实，木当平之；金欲实，火当平之：水欲实，土当平之。东方[5]，肝也，则知肝实；西方[6]，肺也，则知肺虚[7]。泻南方火，补北方水[8]。南方，火；火者，木之子也；北方，水；水者，木之母也。水胜火[9]。子能令母实，母能令子虚，故泻[10]火补水，欲令金（不）得平木也[11]。经曰[12]：不能治其虚，何问其馀？此之谓也。

【校注】

[1]《阐注》"实"作"寔"。下并同，不复出校。

[2]《太素卷第八经脉之一·经脉连环》"泻"作"写"。

[3]《太素卷第八经脉之一·经脉连环》"东方"下有"者"。

[4]《太素卷第八经脉之一·经脉连环》无"西方，金也"。

[5]《评林》《阐注》《太素卷第八经脉之一·经脉连环》"东方"下有"者"。

[6]《评林》《阐注》"西方"下有"者"。

[7]自"东方，肝也"以下至"则知肺虚"，《太素卷第八经脉之一·经脉连环》作"东方者，肝也，肝实，则知肺虚"。

[8]《太素卷第八经脉之一·经脉连环》"泻南方火，补北方水"作"写南方，补北方"。

[9] 自"南方，火"以下至"水胜火"，《太素卷第八经脉之一·经脉连环》作"南方火者，木之子也；北方水者，木之母也。水以胜火"。

[10]《太素卷第八经脉之一·经脉连环》"泻"作"写"。

[11] 欲令金不得平木也：诸本同。《太素卷第八经脉之一·经脉连环》作"欲令金去不得干木也"。萧延平按："越人之意，盖谓东方过于实，而西方之气不足，故泻火以抑其木，补水以济其金，是乃使金得与木相停，故曰欲令金得平木也。若曰欲令金不得平木，则前后文义窒碍，竟说不通。使肝不过，肺不虚，复泻火补水，不几于实实虚虚耶？据此，则本注'去'字、'不'字疑衍，原钞'干'字当系'平'字传写之误。"《本义》于"不"外围一虚口，盖示当删。滑寿《难经本义》云："'不'字疑衍。"兹据文意及滑校、萧校删"不"。

[12]《句解》"曰"作"言"。

七十六难

七十六难曰：何谓补泻？当补之时，何所取气？当泻之时，何所置气？

然。当补之时，从卫取气；当泻之时，从荣置气。其阳气不足，阴气有馀，当先补其阳，而后泻其阴；阴气不足，阳气有馀，当先补其阴，而后泻其阳。荣卫通行，此其要也。

七十七难

七十七难曰：经言上工治未病、中工治已病者 [1]，何谓也？

然。所谓治未病者，见肝之病，则知肝当传之与 [2] 脾，故先实 [3] 其脾气，无令得受肝之邪 [4]。故曰治未病焉。中工治已病者 [5]，见肝之病，不晓相传，但一心治肝，故曰治已病也 [6]。

【校注】

[1]《集览》无"者"。

[2]《阐注》"与"作"于"。

[3]《阐注》"实"作"寔"。

[4]《句解》《集览》《评林》"受肝之邪"下有"也"。

[5] 中工治已病者：《句解》《本义》作"中工者"，无"治已病"。

[6] 自"所谓治未病者"以下，《新编金匮方论·脏腑经络先后病脉证第一》作"问曰：上工治未病，何也？师曰：夫治未病者，见肝之病，知肝传脾，当先实脾。四季脾王不受邪，即勿补之。中工不晓相传，见肝之病，不解实脾，惟治肝也"。

七十八难

七十八难曰：针有补泻，何谓也？

然。补泻之法，非必呼吸出内针也。然[1]知为针者，信其左；不知为针者，信其右。当刺之时，必先[2]以左手厌按[3]所针荥俞[4]之处，弹而努之，爪而下之，其气之来，如动脉之状，顺针而刺之，得气，因[5]推而内之，是谓补；动而伸之，是谓泻[6]。不得气，乃与男外女内。不得气，是谓十死不治也[7]。

【校注】

[1]《本义》无"然"。《难经校注》据删"然"字。

[2]《本义》无"必"。

[3]《句解》"厌按"下有"其"。

[4]《集览》《阐注》"俞"作"腧"。

[5]《集览》《评林》《阐注》无"因"。

[6]《句解》"泻"作"写"。

[7]《集览》无"也"。

七十九难

　　七十九难曰：经言：迎而夺之，安得无虚？随而济之，安得无实[1]？虚之与实，若得若失；实之与虚，若有若无。何谓也？

　　然。迎而夺之者，泻[2]其子也；随而济之者，补其母也。假令心病，泻手心主俞[3]，是谓[4]迎而夺之者也；补手心主井，是谓随而济之者也。所谓实之与虚者，牢、濡[5]之意也。气来实牢[6]者，为得；濡虚者，为失。故曰若得若失也。

【校注】

[1]《阐注》"实"作"寔"。下"实"同，不复出校。

[2]《本义》"泻"作"写"。下"泻手心主俞"同，不复出校。

[3]《集览》《评林》《阐注》"俞"作"腧"。

[4]《句解》无"谓"。

[5]《评林》《阐注》"牢、濡"作"濡、牢"。

[6]《佚存》无"牢"。

八十难

八十难曰：经言有见如入、有见如出者，何谓也？

然。所谓有见如入、[有见如出][1]者，谓左手见气来至乃内针，针入，见气尽乃出针。是谓有见如入，有见如出也[2]。

【校注】

[1] 有见如出：诸本无。滑氏《本义》云："'所谓有见如入'下当欠有'有见如出'四字。"《难经校注》据文意及滑校补。从补。

[2]《句解》"也"上有"者"。

八十一难

八十一难曰：经言：无实[1]实虚虚、损不足而益有馀[2]。是[3]寸口脉耶[4]？将病自有虚实耶[5]？其损益奈何？

然。是病，非谓寸口脉也，谓病自有实虚[6]也。假令肝实而肺虚，肝者，木也；肺者，金也。金木当更相平，当知金平木[7]。假令肺实而肝虚微少气[8]，用针不补[9]其肝，而反重实其肺，故曰实实虚虚，损不足而益有馀。此者，中工之所害也[10]。

【校注】

[1]《阐注》"实"作"寔"。下同，不复出校。

[2] 无实实虚虚、损不足而益有馀：《灵枢·九针十二原第一》《太素》《甲乙经》均有"无"。《阐注》作"无实实，无虚虚"。《素问·奇病论第四十七》："刺法曰：无损不足、益有馀，以成其疹。"按，《新编金匮方论·脏腑经络先后病脉证第一》："经曰：虚，虚；实，实。补不足，损有馀。"《句解》从《新编金匮方论》作"实实虚虚"，无"无"。按，《新编金匮方论》"实实虚虚"可读作"实，实；虚，虚"，意思是：实证，则用治疗实证之法治之（损有馀）；虚证，则用治疗虚证之法治之（补不足）。两处文字各有当，不必一律。

[3]《句解》"是"上有"将"，盖涉下句衍。

[4]《集览》"耶"作"邪"。

[5]《句解》《集览》《阐注》"耶"作"也"。《评林》无"耶"。

[6]《本义》、《集览》、守山阁本、《评林》"实虚"作"虚实",《阐注》作"虚寔"。

[7]《句解》"当知金平木"作"当金平木也"。

[8]《句解》假令肺实而肝虚作"假令肺虚故知肝虚",《集览》《阐注》作"假令肺实故知肝虚"。

[9]《佚存》、守山阁本"补"误作"泻"。

[10] 此者,中工之所害也:《句解》作"此是中工所害也"。

附：《四库全书总目·难经本义》

　　《难经本义》二卷（两淮盐政采进本），周秦越人撰，元滑寿注。越人即扁鹊，事迹具《史记·本传》。寿字伯仁，《明史·方技传》称为许州人，寄居鄞县。案朱右《撄宁生传》曰：世为许州襄城大家，元初，祖父官江南，自许徙仪真，而寿生焉。又曰：在淮南曰滑寿，在吴曰伯仁氏，在鄞越曰撄宁生，然则许乃祖贯，鄞乃寄居，实则仪真人也。寿卒于明洪武中，故《明史》列之《方技传》。然戴良《九灵山房集》有怀滑撄宁诗曰：海日苍凉两鬓丝，异乡飘泊已多时。欲为散木留官道，故托长桑说上池。蜀客著书人岂识，韩公卖药世偏知。道涂同是伤心者，只合相从赋黍离。则寿亦抱节之遗老，托于医以自晦者也。是书首有张翥序，称寿家去东垣近，早传李杲之学。《撄宁生传》则称学医于京口王居中，学针法于东平高洞阳。考李杲足迹未至江南，与寿时代亦不相及。翥所云云，殆因许近东垣，附会其说欤？《难经》八十一篇，《汉·艺文志》不载。隋、唐《志》始载《难经》二卷，秦越人著，吴太医令吕广尝注之。则其文当出三国前。广书今不传，未审即此本否？然唐·张守节注《史记·扁鹊列传》所引《难经》，悉与今合，则今书犹古本矣。其曰《难经》者，谓经文有疑，各设问难以明之。其中有此称经云而《素问》、《灵枢》无之者，则今本《黄帝内经》传写脱简也。其文辨析精微，词致简远，读者不能遽晓，故历代医家多有注释。寿所采撷凡十一家，今惟寿书传于世。其书首列汇考一篇，论书之名义源流。次列阙误总类一篇，记脱文误字。又次图说一篇。皆不入卷数。其注则融会诸家之说而以己意折衷之，辨论精核，考证亦极详审。《撄宁生传》称《难经》本《灵枢》、《素问》之旨，设难释义，其间荣卫部位、藏府脉法、与夫经络腧穴，辨之博矣，而阙误或多，愚将本其旨义，注而读之。即此本也。寿本儒者，能通解古书文义，故其所注视他家所得为多云。